传世名方
——医治肿瘤的大医之法

主　编　魏睦新　陆培华　刘晓铭
副主编　范尧夫　许丽清　李　倩
　　　　刘　皓
编　委　王　霞　包　林　刘佳莅
　　　　刘超英　李苏影　陈雯琳
　　　　陈　骏　姚　佳　顾　艳

科学技术文献出版社
SCIENTIFIC AND TECHNICAL DOCUMENTATION PRESS
·北京·

图书在版编目（CIP）数据

医治肿瘤的大医之法/魏睦新，陆培华，刘晓铭主编. —北京：科学技术文献出版社，2015.6（2025.5重印）
（传世名方）
ISBN 978-7-5023-8725-9

Ⅰ.①医… Ⅱ.①魏… ②陆… ③刘… Ⅲ.①肿瘤—验方—汇编 Ⅳ.①R289.5

中国版本图书馆 CIP 数据核字（2014）第 047128 号

传世名方——医治肿瘤的大医之法

策划编辑：薛士滨　责任编辑：薛士滨　责任校对：赵　瑗　责任出版：张志平

出 版 者	科学技术文献出版社
地　　　址	北京市复兴路 15 号　邮编　100038
编 务 部	（010）58882938，58882087（传真）
发 行 部	（010）58882868，58882874（传真）
邮 购 部	（010）58882873
官方网址	www.stdp.com.cn
发 行 者	科学技术文献出版社发行　全国各地新华书店经销
印 刷 者	北京虎彩文化传播有限公司
版　　　次	2015 年 6 月第 1 版　2025 年 5 月第 4 次印刷
开　　　本	710×1000　1/16
字　　　数	273 千
印　　　张	17.75
书　　　号	ISBN 978-7-5023-8725-9
定　　　价	39.80 元

版权所有　违法必究

购买本社图书，凡字迹不清、缺页、倒页、脱页者，本社发行部负责调换

丛书编委会

主　编　魏睦新

副主编
丁　炜	丁　波	孔岩君	王　平	王宏志
王敏华	王　霞	井昶雯	冯小可	冯志刚
包　林	庄天衢	衣兰娟	刘　军	刘佳莅
刘晓铭	刘　皓	华丽娟	许丽清	许慧莉
余中方	冷秀梅	张艳娟	张　毅	陆培华
李　倩	李　晨	杨　宁	杨光照	杨能华
杨　慧	谷远洋	苏维维	陈奇琦	吴燕敏
周正球	周定华	范尧夫	胡　平	郝传铮
高忠恩	殷　鸿	黄秋红	曹建梅	谢立群
韩桂珍	薛静波	魏　飞		

编　委
王　岚	王建美	王　亮	王晓东	王　琦
王　瑶	邓冬梅	令狐庆	包佳翔	朱　玲
吕　涛	吕雪峰	刘　文	刘　坤	刘振清
刘超英	许慧莉	陈为想	陈　骏	陈健安
陈雯琳	陈燕萍	张　帆	李向辉	李苏影
李　羚	李　霞	吴　炅	吴　佳	杨建东
把　琪	金　艳	范建伟	范鋆钰	胡　兵
姚　佳	赵敏敏	赵燕华	俞　媛	姜黎
顾　艳	徐　艳	徐康珉	郭溪婕	陶　寅
袁增辉	黄正泉	黄佳会	黄　蔡平	喻靖亮
鲁雅娟	曾志扬	靳会卿		薛星新
	魏　刚	魏　扬		

前言

　　进入21世纪,现代科学的发展日新月异。与此形成鲜明对照的是有2000多年悠久历史的传统中医学,不仅没有被遗忘,反而越来越引起人们关注。不仅国内,美国等发达国家都相继承认了传统医学的合法地位,美其名曰"补充和替代医学"。根本原因在于其临床的有效性。尤其是慢性病的调理,疾病的康复保健方面,中医中药有不可替代的地位。名老中医是中医学特有的智力资源,其在长期的临床实践中提出的学术观点、创建的辨证方法、凝练的高效新方剂和传承的家传绝技更是医学宝库中的璀璨明珠。当代名医名方,作为这种经验传承的载体,为我们继承中医、弘扬中医提供了宝贵的财富。更为中医爱好者和患者朋友研习中医提供了丰富的内容。

　　作为名医名方整理,目前市场上已经有许多版本问世,有的以医家为纲,汇总单科疾病各家经验;有的以病名为纲,记载各家对某病的论述。毫无疑问,这些对于读者都很有帮助。但是我们觉得:中医的精华在辨证论治,而理、法、方、药是中医的完整体系。法从证出,方从法立,以法统方。在浩如烟海的名医案例面前,如果能够经过作者的努力,以方为纲,把相同相近类方的名家验案汇集在一起,肯定会对读者的临证研习有更大的裨益。在这种思想指导下,本书的名医名方,不拘于一家,博取众家之长,广撷著名医家治疗疾病的绝技妙方,以临床各科疾病西医病名为纲,详细介绍名医诊治经验,名医效验方。编写次序,先述其常,与读者共同温习;再论其变,以方剂为纲,汇集各家经验,并加按语评述,力图揭示其中医治法理论的科学内涵,方剂配伍的客观规律,处方用药的独到精妙,与读者共同赏析名家思想,有助于读者启迪思路、触类旁通,丰富辨证思路,提高临床疗效。本书以浅显易懂的科普式编排,更方便非专业读者的学习、阅读和获取知识信息。

将名老中医的学术经验和传世名方挖掘整理、升华提高，其意义重大，刻不容缓。对于中医药工作者来说，振兴中医中药事业，造福全人类，更是一项义不容辞的历史使命。对于热爱中医学的读者来说，本系列丛书从西医学浅显易懂的疾病名入手，具体地分析每个疾病的概要、病因病机、名验方进行叙述。名验方均包含多位名医的验方，使读者阅此一本书，即览众家之长。

对于博大精深的中医文化，变化无穷的传世名方，编著者的理解可能还很肤浅。如果本书对于中医爱好者和患者朋友的疾病康复养生保健能有一点帮助，将是我们最大的荣幸。也恳切地希望读者朋友能给我们提出宝贵意见，以便有机会再版时加以完善。（电子邮箱 weimuxin@njmu.edu.cn）

魏睦新

于石城南京

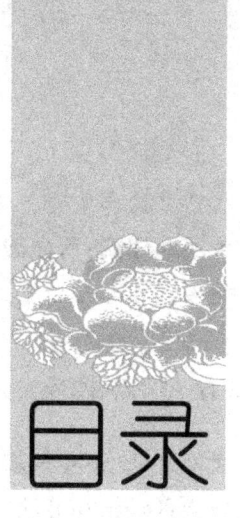

目录

第1章 碰上脑瘤莫灰心,中医有办法 …… 1

大医之法一:燥湿解毒化痰软坚方 …… 6
搜索:(1)郭文灿验方(2)李佩文验方(3)钱伯文验方
(4)贾堃验方(5)李文海验方

大医之法二:息风通络滋阴豁痰方 …… 8
搜索:(1)李佩文验方(2)谈克武验方

大医之法三:补益脾肾方 …… 9
搜索:(1)李佩文验方(2)刘嘉湘验方

大医之法四:滋补肝肾方 …… 10
搜索:(1)周仲瑛验方(2)刘嘉湘验方(3)施志明验方

大医之法五:益气行瘀软坚化痰方 …… 12
搜索:刘嘉湘验方

第2章 如何对抗鼻咽癌,听名中医细细说来 …… 13

大医之法一:清热解毒方 …… 18
搜索:(1)陈效莲验方(2)戴裕光验方(3)邱宝珊验方
(4)周维顺验方

大医之法二:益气养阴方 …… 20
搜索:(1)刘伟胜验方(2)张德忠验方(3)周维顺验方
(4)沈英森验方

大医之法三:燥湿化痰软坚方 …… 22

1

搜索:(1)邱宝珊验方(2)周维顺验方

大医之法四:活血破瘀疏肝消肿方 ……………………… 23

搜索:(1)邱宝珊验方(2)周维顺验方

第3章 喉癌,偏爱男人的恶魔 ……………………… 25

大医之法一:益气养阴方 ……………………… 30

搜索:(1)王德鉴验方(2)陈锐深验方(3)谷铭三验方
(4)刘炳凡验方

大医之法二:化瘀祛痰散结方 ……………………… 32

搜索:(1)华良才验方(2)谷铭三验方(3)林芹璧验方

大医之法三:清热利咽方 ……………………… 33

搜索:(1)谷铭三验方(2)王泽时验方

第4章 小心唇癌剥夺你的吻 ……………………… 35

大医之法一:解毒活血散结方 ……………………… 39

搜索:(1)滕伟验方(2)曹湘陵验方(3)老中医验方

大医之法二:清脾胃热方 ……………………… 41

搜索:(1)陈炳旗验方(2)谷铭三验方

大医之法三:养阴清热方 ……………………… 42

搜索:刘炳凡验方

第5章 脖子有肿块,警惕甲状腺癌 ……………………… 45

大医之法一:滋阴补气清虚热方 ……………………… 50

搜索:(1)倪森邦验方(2)周维顺验方(3)老中医验方

大医之法二:化痰散结祛瘀方 ……………………… 51

搜索:(1)周维顺验方1(2)周维顺验方2(3)周仲瑛验方
(4)谷铭三验方1(5)谷铭三验方2(6)老中医验方

大医之法三:疏肝解郁方 ……………………… 54

搜索:(1)周维顺验方(2)谷铭三验方

第6章 远离食管癌,管好嘴巴很关键 ·············· 57

大医之法一:健脾化痰散结方 ················ 62
搜索:(1)李建生验方(2)李华验方(3)谢远明验方(4)李丛煌验方

大医之法二:理气化痰散结方 ················ 64
搜索:(1)李修五验方(2)裴正学验方(3)陈玉琨验方
(4)谢亮辰验方

大医之法三:益气养血散结方 ················ 66
搜索:(1)阿依贤古验方(2)陈玉琨验方

大医之法四:疏肝理气方 ···················· 68
搜索:杨玉乾验方

第7章 胃癌,名列中国各类肿瘤榜首 ············ 69

大医之法一:健脾和胃降浊方 ················ 74
搜索:(1)杨静验方(2)刘帆验方(3)范宏宇验方(4)魏品康验方

大医之法二:化湿散结活血化瘀方 ·············· 76
搜索:(1)李建新验方(2)严容验方

大医之法三:理气活血化瘀方 ················ 78
搜索:(1)张亚密验方(2)范宏宇验方

大医之法四:补益肝肾调补气血方 ·············· 79
搜索:(1)范宏宇验方(2)吴良村验方(3)孙桂芝验方

第8章 胰腺癌,在无声中侵袭着你 ·············· 81

大医之法一:清热解毒散结消癥方 ·············· 86
搜索:(1)陆菊星验方(2)刘鲁明验方(3)尤建良验方

大医之法二:活血化瘀散结方 ················ 88
搜索:(1)陆菊星验方(2)尤建良验方(3)周维顺验方

大医之法三:健脾理气清热化湿方 ·············· 89
搜索:(1)陆菊星验方(2)张宝南验方(3)尤建良验方

大医之法四:疏肝健脾方 ···················· 91

搜索：(1)孙玉冰验方(2)李红梅验方(3)尤建良验方
(4)王庆才验方(5)周维顺验方

大医之法五：滋阴养血益气方 ……………………………… 94
搜索：(1)陆菊星验方(2)周维顺验方

第9章 原发性肝癌，最擅长隐藏的杀手 …………………… 97

大医之法一：活血化瘀化痰软坚方 ………………………… 102
搜索：(1)邬晓东验方(2)顾丕荣验方(3)吕继端验方
(4)彭胜权验方

大医之法二：健脾疏肝方 …………………………………… 104
搜索：(1)李佩文验方(2)林丽珠验方(3)刘碧清验方
(4)邵梦扬验方

大医之法三：滋补肝肾方 …………………………………… 106
搜索：(1)刘嘉湘验方(2)吕继端验方

第10章 当心伪装高手胆囊癌 …………………………………… 109

大医之法一：健脾散结方 …………………………………… 114
搜索：(1)尤建良验方(2)车习耕验方

大医之法二：疏利肝胆方 …………………………………… 115
搜索：(1)尤建良验方(2)陈博验方

大医之法三：健脾疏肝化饮除湿方 ………………………… 117
搜索：(1)尤建良验方(2)陈博验方

大医之法四：活血化瘀止痛通络方 ………………………… 118
搜索：(1)杨勤龙验方(2)陈博验方

大医之法五：益气养阴方 …………………………………… 119
搜索：朱培庭验方

第11章 攻克大肠癌，中医名家来帮你 ………………………… 121

大医之法一：益气滋阴养血方 ……………………………… 126
搜索：(1)柏连松验方(2)张海深验方(3)赵玉刚验方

(4)孙桂芝验方

大医之法二：清热解毒益气养阴方 ·········· 128
搜索：柏连松验方

大医之法三：化湿解毒方 ·········· 129
搜索：(1)陈锐深验方(2)张海深验方(3)孙桂芝验方

大医之法四：补益脏腑方 ·········· 130
搜索：(1)李建生验方(2)孙桂芝验方1(3)孙桂芝验方2

大医之法五：术后防复发方 ·········· 132
搜索：(1)刘伟胜验方(2)施志明验方

第12章 最易"露马脚"的癌——皮肤癌 ·········· 135

大医之法一：清热解毒，去腐生肌方 ·········· 140
搜索：(1)王品三验方(2)老中医验方

大医之法二：解毒生肌外用方 ·········· 141
搜索：(1)老中医验方1(2)老中医验方2

大医之法三：温通经脉，活血化瘀针灸方 ·········· 142
搜索：老中医验方

第13章 吸烟者要当心被肺癌盯上 ·········· 145

大医之法一：清肺理气解毒方 ·········· 150
搜索：(1)陈锐深验方(2)刘嘉湘验方(3)宋一亭验方
(4)周岱翰验方

大医之法二：宣畅气血活血化瘀方 ·········· 152
搜索：(1)陈熠验方(2)唐福安验方

大医之法三：补脾散结方 ·········· 153
搜索：(1)李佩文验方(2)刘培民验方(3)周岱翰验方

大医之法四：滋阴益气化痰方 ·········· 155
搜索：(1)刘伟胜验方(2)郑玉玲验方(3)周岱翰验方

大医之法五：补益脏腑方 ·········· 157
搜索：(1)李佩文验方(2)刘伟胜验方(3)孙桂芝验方

第14章 可怕的骨肉瘤,年轻人莫忽视 159

大医之法一:益气养阴散结方 163
搜索:(1)老中医验方(2)熊进验方

大医之法二:温阳散寒活血方 164
搜索:(1)古建立验方(2)郑翠娥验方

大医之法三:健脾补肾方 166
搜索:张葆青验方

第15章 揭秘膀胱癌,跨过生命之坎 169

大医之法一:活血化瘀散结方 174
搜索:(1)朱曾柏验方(2)楼建国验方(3)谷铭三验方
(4)蒋益兰验方

大医之法二:清热利湿解毒方 176
搜索:(1)老中医验方(2)赵昌基验方(3)郑长松验方
(4)蒋松定验方

大医之法三:益气养阴摄血方 178
搜索:(1)方青验方(2)陈磊验方(3)张慧验方

第16章 前列腺癌,老年男性的痛中之痛 181

大医之法一:清热利湿散结方 186
搜索:(1)李远鹏验方(2)凌耀星验方

大医之法二:补肾化瘀散结方 187
搜索:(1)老中医验方(2)邱幸凡验方(3)李恒山验方
(4)方伯英验方(5)刘永年验方

大医之法三:益气活血散结方 190
搜索:(1)李彦竹验方(2)凌耀星验方

第17章 专属女人的卵巢癌 193

大医之法一：益气活血化瘀方 …………………………… 197
搜索：(1)张凤林验方(2)陈捷验方(3)李万辉验方1
　　　(4)李万辉验方2

大医之法二：散寒化积活血方 …………………………… 200
搜索：(1)孙秉严验方(2)老中医验方

大医之法三：滋阴益肾方 ………………………………… 201
搜索：(1)孙光荣验方(2)李明瑞验方(3)王恩智验方

大医之法四：健脾利湿散结方 …………………………… 203
搜索：陈锐深验方

第18章　宫颈癌不可怕，早期发现是关键 ……………… 205

大医之法一：益气健脾养胃方 …………………………… 209
搜索：(1)连花敏验方(2)湛运甫验方(3)许步仙验方
　　　(4)田卫中验方

大医之法二：解毒散结止痛方 …………………………… 212
搜索：(1)胡新全验方(2)张征验方

大医之法三：清热利湿方 ………………………………… 213
搜索：(1)谷铭三验方(2)许国华验方

大医之法四：疏肝化痰散结方 …………………………… 214
搜索：(1)老中医验方1(2)老中医验方2

第19章　攻击恶性淋巴瘤，中医名方显神通 …………… 217

大医之法一：化痰散结方 ………………………………… 221
搜索：(1)吴正翔验方(2)林丽珠验方

大医之法二：养阴清热方 ………………………………… 223
搜索：(1)周仲瑛验方(2)黄伟毅验方

大医之法三：行气活血散结方 …………………………… 225
搜索：任玉让验方

大医之法四：温阳散寒方 ………………………………… 225
搜索：赵维验方

大医之法五：健脾益肾方 ………………………………… 226

搜索:刘嘉湘验方

第20章 对付急性白血病,名医有名方 ·········· 229

大医之法一:养阴清热方 ·········· 233
搜索:史哲新验方

大医之法二:益气健脾和胃方 ·········· 234
搜索:史哲新验方

大医之法三:益气养血方 ·········· 236
搜索:(1)郑庆平验方(2)老中医验方

大医之法四:补血化瘀方 ·········· 237
搜索:老中医验方

大医之法五:清热利湿解毒方 ·········· 238
搜索:(1)老中医验方(2)苏凤哲验方

第21章 面对慢性白血病,中医一样不放过 ·········· 241

大医之法一:养阴清热方 ·········· 245
搜索:邢子亨验方

大医之法二:凉血解毒方 ·········· 246
搜索:(1)老中医验方(2)洪子云验方

大医之法三:温补脾肾方 ·········· 248
搜索:吴圣农验方

第22章 乳房有肿块,警惕乳腺癌 ·········· 249

大医之法一:补肾益气,调摄冲任方 ·········· 253
搜索:(1)张晓琳验方(2)唐汉钧验方(3)单卫兵验方(4)赵婧验方

大医之法二:疏肝理气方 ·········· 256
搜索:(1)姚青峰验方(2)荣远明验方

大医之法三:活血化瘀方 ·········· 258
搜索:(1)焦中华验方(2)李崇义验方

大医之法四:滋阴散结方 ·········· 259

搜索:(1)郑卫琴验方(2)谭婉君验方

第23章　一起来了解下肾癌的中医方 ……………………… 261

大医之法一:补肾健脾活血化瘀方 ……………………… 266

搜索:(1)王晞星验方(2)李真喜验方

第1章 碰上脑瘤莫灰心，中医有办法

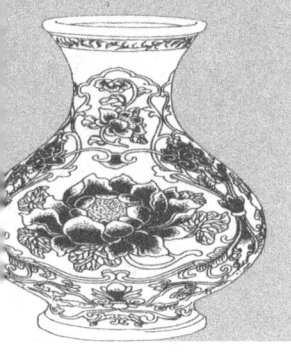

颅内肿瘤与脑肿瘤同义，指发生于颅内的新生物，是神经系统中常见的疾病之一，对人类神经系统的功能有很大的危害。一般分为原发性和继发性两大类：原发性脑肿瘤指发生于颅内脑组织、脑神经、脑膜、垂体及胚胎残余组织等的肿瘤，继发性脑肿瘤指颅腔外身体其他部位的恶性肿瘤转移或侵入颅内形成的转移瘤。无论脑肿瘤的增长速度快慢，都表现为进行性发展特点，随着肿瘤的增大，都会引起周围脑组织器质性或功能性的损伤，临床上出现相应的局灶症状，尤其是病灶刺激症状（如癫痫）常常发生于早期；另一方面，肿瘤的增大再加上瘤周脑组织的水肿，可发生颅内压增高等一系列症状。儿童脑瘤的发病率比成人高，约占全部脑瘤的7%。本病属于中医学的"真头疼"、"癫狂"、"头风"等病的范畴。

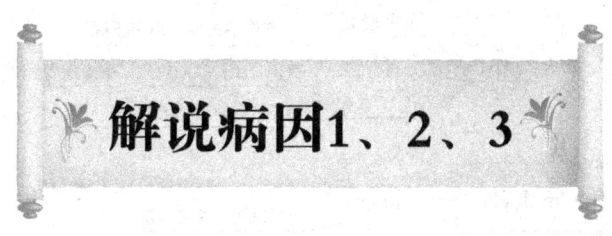

解说病因1、2、3

1. 病因

(1) 邪毒侵袭：风寒湿热诸邪，郁而不解；或久病入络，或郁而化火，邪热亢盛，引动内风，风火相煽；或痰湿中阻，清阳不升，浊阴不降，以致气滞、血瘀、痰结，风火痰瘀，聚结于脑，而成脑瘤。

(2) 七情郁滞：情志不畅，肝气郁滞，久郁化火，耗伤阴精，肝阴不足，肝阳偏亢，上扰清窍；肝郁日久，气滞血瘀，肝木克土，痰浊内生，痰瘀积聚于脑，结而成瘤。

(3) 正气亏虚："脑为髓海"，主要依赖肝肾精血，脾胃运化水谷精微以及心肺输布气血，尤与肝肾关系密切。肾阳虚亏，气化不利，水湿上泛，聚而成痰；命门火衰，不能温运脾阳，水谷不化精微，亦可生湿生痰。痰瘀阻窍，而成脑瘤。肝肾精血不足，脑髓失养，邪气易犯，邪滞脑中，痰瘀互结，发为脑瘤。肾阴不足，水不涵木，风阳上扰，则见头晕头痛。

2. 病机

(1) 发病：缓慢发病，但病势凶险。

(2) 病位：本病在脑，但与脾、肝、肾密切相关。

(3) 病性：本病的性质是虚实夹杂，以虚为本，以实为标，虚以肝肾脾虚为主，实以风火、痰湿、血瘀为多。

(4) 病势：初起多以标实为主，中期虚实夹杂，晚期则以本虚为主。

(5) 病机转化：病变初期往往表现为气虚，痰瘀互阻之证；随着病情的加重，临床中出现阴虚阳亢之证；晚期，脾肾阳虚，痰湿不运，致痰湿内阻，痰迷心窍，病程发展至此，其疗效较差。脑瘤临床病机变化往往比较复杂，且常

出现两种以上病机夹杂在一起,应注意辨别。(图1-1)

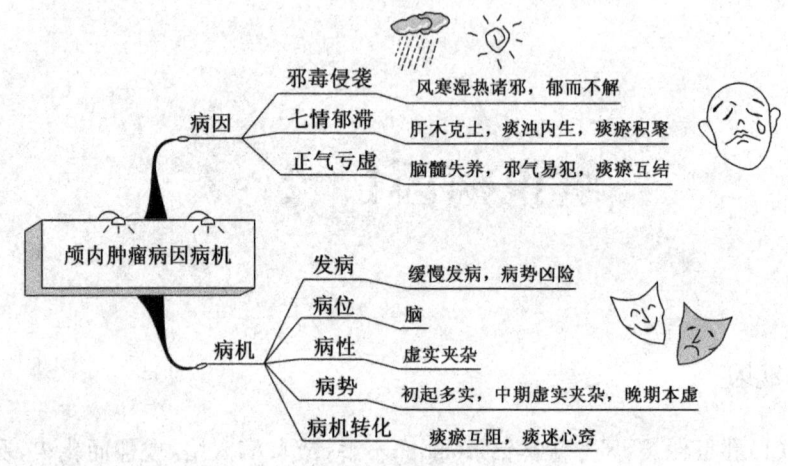

图1-1 颅内肿瘤的病因病机

中医治病,先要辨证

1. 气滞血瘀

头痛头晕,面部麻木,呕吐,视力下降,耳鸣,耳聋,肢体运动不利,舌质紫黯或瘀点或瘀斑,脉涩。治以化瘀攻结,通窍活血,方以血府逐瘀汤合通窍活血汤加减。

2. 痰瘀阻窍

头晕头痛,痛如锥刺,项强,目眩,视物不清,呕吐,失眠健忘,肢体麻木,面唇黯红或紫黯,舌质紫黯或有瘀点、瘀斑,脉涩。治以息风化痰,祛瘀通窍,方以通窍活血汤加减。

3. 肝肾阴虚

头晕目眩,头痛隐隐,健忘,少寐多梦,两目干涩,视力减退,耳鸣齿摇,咽干口燥,腰膝酸软,胁痛,五心烦热,颧红盗汗,舌红少苔,脉细数。治以滋补肝肾，方以地黄饮子加减。

4. 脾肾阳虚

头痛且空，眩晕耳鸣，腰膝酸软，神疲乏力，精神倦怠，怕冷，面色㿠白，五更泄泻，舌红少苔，脉细数无力。治以温补脾肾，方以二仙汤合四君子汤加减。

5. 风毒上扰

头晕头痛，耳鸣目眩，视物不清，呕吐，面红目赤，失眠健忘，肢体麻木，咽干，大便干燥，重则抽搐，震颤，或偏瘫，或角弓反张，或神昏谵语，项强，舌质红或红绛，苔黄，脉弦。治以平肝潜阳，清热解毒，方以天麻钩藤饮合黄连解毒汤加减。

6. 阴虚风动

头痛头晕，神疲乏力，虚烦不宁，肢体麻木，语言謇涩，颈项强直，手足蠕动或震颤，口眼歪斜，偏瘫，口干，小便短赤，大便干，舌质红，苔薄，脉弦细或细数。治以滋阴潜阳息风，方以大定风珠加减。（图1-2）

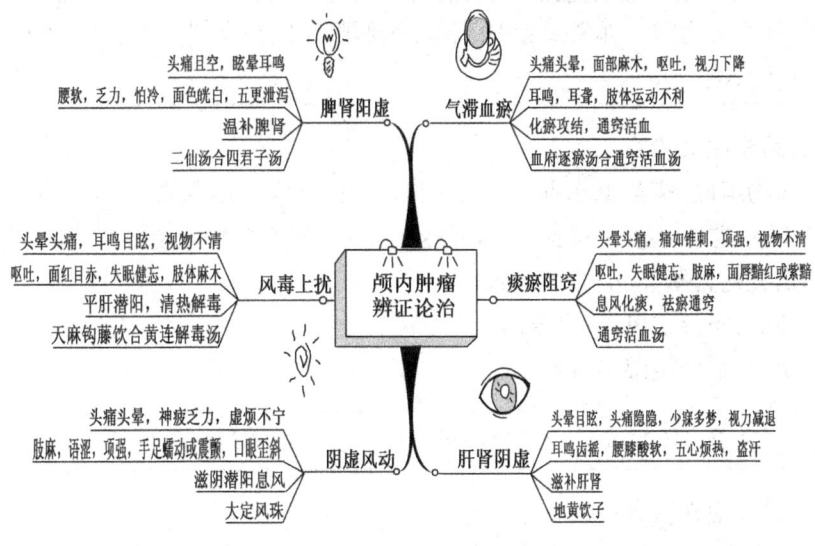

图1-2 颅内肿瘤的辨证论治

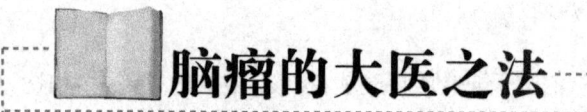

脑瘤的大医之法

大医之法一：燥湿解毒化痰软坚方

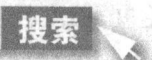

(1)郭文灿验方

药物组成：菊花 15g，白花蛇舌草 15g，土茯苓 30g，钩藤 25g，天麻 12g，川贝母 12g，紫草 12g，僵蚕 12g，苍耳子 12g，半枝莲 20g，石决明 20g，蜈蚣 10g，全蝎 10g。另外用鲜仙人掌不拘量，洗净捣烂，外敷于头痛部位，有良好的止痛效果。

功效：清热涤痰，镇痉解毒。

主治：脑瘤痰湿内阻型。

[仝选甫等．郭文灿老中医治疗脑瘤临床经验介绍．新中医，1995，27(10)：3]

(2)李佩文验方

药物组成：猪苓 10g，茯苓 10g，川芎 10g，钩藤 10g，僵蚕 10g，党参 15g，麦冬 10g，藁本 10g，白蒺藜 15g，五味子 10g，蔓荆子 10g，金荞麦 25g，莪术 15g，白花蛇舌草 25g，鳖甲 10g。

功效：燥湿祛风，清窍散结。

主治：脑瘤痰湿内阻型。

[黄静．李佩文治疗脑瘤经验．中医杂志，2005，46(4)：256]

(3)钱伯文验方

药物组成：姜半夏 6g，制南星 6g，茯苓 24g，生薏仁 24g，熟薏仁 24g，川芎 6g，车前子 24g(包煎)，昆布 24g，海藻 24g，象贝母 12g，天龙 2 条，冰球子 12g，赤芍 12g，煅牡蛎 24g，六味地黄丸 12g。

功效:化痰软坚,消肿散结,佐以滋肝益肾。
主治:脑瘤痰浊内阻型。

[钱心兰.钱伯文诊治脑瘤的临证思路与经验.上海中医药杂志,1999,1:13]

(4)贾堃验方

药物组成:野菊花30g,草决明30g,连翘30g,生牡蛎30g,生黄芪30g,茯苓30g,白茅根30g,木贼15g,瓦楞子15g,白芍15g,山豆根10g,蜂房10g,全蝎10g。

功效:解毒散结,化瘀利水,柔肝息风。
主治:脑瘤风痰毒瘀型。

[李增战.加味菊明汤治疗脑瘤46例.陕西中医,2007,28(9):1183]

(5)李文海验方

药物组成:金银花15g,连翘15g,蒲公英15g,紫花地丁15g,夏枯草15g,三棱12g,莪术12g,半枝莲15g,白花蛇舌草15g,瓜蒌20g,瓦楞子15g,礞石20g,水蛭15g,蜈蚣3条,猪苓40g,牡蛎15g。

功效:祛痰软坚,活血通经。
主治:脑瘤痰浊阻窍型。

[李文海,等.脑瘤消方治疗颅内肿瘤36例.山东中医药大学学报,1997,21(1):52]

大医有话说

郭文灿认为本病应责之于风、火、痰。因风为百病之长,挟诸邪而上蒙轻窍。痰性重着黏腻,易闭窍阻络,火性上炎,灼津生痰而聚瘀,使得脑部病变。临床上运用菊花、川贝母、石决明清热平肝,天麻、僵蚕、蜈蚣、全蝎祛风通络止痛,土茯苓、白花蛇舌草、半枝莲根据现代药理研究均有抗癌抗肿瘤的作用。苍耳子引诸药上升头目,使得诸药发挥药效,清热涤痰,镇痉解毒。外用仙人掌捣烂外敷肿瘤部位又有消炎止痛的功效。郭老内外配合治疗脑瘤,常有不错的效果。李佩文的燥湿祛风验方治疗颅内肿瘤,取方中猪苓、茯苓利湿,猪苓除能利尿外,其所含有的猪苓多糖更是具有抗癌作用。川芎、钩藤、白蒺藜、僵蚕等祛风药,具有镇静,抗惊厥以及镇痛的效果。白花蛇舌草、莪术等具有抗癌,软坚散结的功效。诸药合用,在藁本的引经作用下,共达头部,驱邪外出,以达功效。钱老认为,脑瘤是以痰浊上扰,清窍受蒙,气血郁结而成,故其在治疗上首选化痰开郁,消肿软坚之品。验方中以温胆汤和导痰汤为基本方,化痰软坚,消肿散结,用六味地黄丸,滋肝益肾,使得患者正气不衰,共奏抗癌之效。贾堃认为,脑瘤为髓海病变,多因正虚邪实,内脏亏虚,风痰瘀毒阻脑所致,应以解毒散结,化瘀利水,柔肝息风为法,野菊花、草决明、生牡蛎、木贼、白芍柔肝息风;连翘、山豆根、蜂房、全蝎、瓦楞子、水蛭解毒散结,化瘀止痛;黄芪、茯苓、白茅根扶正利水消肿。诸药合用,可起解毒散结,活血利水,镇静止痛之功,能改善患者整体状况,缓解局部病变,减少复发。李文海认为脑瘤的形成主要为痰阻经络,气机郁塞,郁久而气血循环不畅,加之情志郁结,气郁化火上逆头部而成。治疗以祛痰软坚,活血通经为主,清热解毒为辅。李文海治疗痰浊阻窍型脑瘤用脑瘤消方即以此为组方原则,以瓦楞子、礞石、牡蛎、瓜蒌化痰、软坚、化瘀;三棱、莪术等行气破血,消积止痛;水蛭破血逐瘀,通经;猪苓等利尿渗湿;金银花、连翘、蒲公英、地丁、半枝莲、白花蛇舌草清热解毒;夏枯草清肝散结。现代医学药理研究表明,莪术、水蛭、半枝莲、白花蛇舌草、蜈蚣、猪苓等均有抗肿瘤作用,其中莪术不仅能直接破坏肿瘤细胞,而且还可增强细胞的免疫活性,从而促进机体对肿瘤的免疫作用。

大医之法二:息风通络滋阴豁痰方

(1)李佩文验方

药物组成:牛膝30g,生龙骨15g(后下),生牡蛎15g(后下),玄参15g,龟甲15g,白菊花15g,珍珠母20g(后下),天冬10g,钩藤10g,白蒺藜10g,石见穿15g,莪术10g。

功效:镇肝息风,滋阴潜阳。

主治:脑瘤肝阳上亢型。

[黄静.李佩文治疗脑瘤经验.中医杂志,2005,46(4):256]

(2)谈克武验方

药物组成:血竭 5g(研冲),没药 10g,当归 15g,川芎 20g,土鳖虫 10g,水蛭 5g(研冲),红花 30g,胆南星 10g,天竺黄 10g,象贝母 10g,金礞石 20g(醋煅),沉香 5g,青龙齿 30g(先煎),生牡蛎 30g(先煎),全蝎 5g(研冲),蜈蚣 2 条(研冲),炒大黄 15g(后下),麝香 0.3g(冲服),羚羊角 1g(研冲),钩藤 60g(后下)。

功效:逐瘀通络,豁痰开窍,平肝息风,清热解毒。

主治:脑瘤肝风内动,痰火相搏型。

[谈克武.原发性颅内肿瘤中医药治验.江西中医药,1999,30(2):18]

大医有话说

李佩文验方是以镇肝息风汤为基本方进行加减。本方出自《医学衷中参西录》,主要有镇静的功效,方中菊花、珍珠母具有清肝明目的作用,并运用莪术等抗癌、软坚散结,莪术含有的β-榄香烯、莪术醇具有抗肿瘤作用;牛膝滋养肝肾,能缓和头部充血;龟甲、天冬为滋补佳品,龙骨、牡蛎系潜阳要药,综观全方,以平肝潜阳为基础,扩张血管,镇静解痉作用明显,诸药配合共奏滋阴平肝息风,解痉止痛抗癌之效。谈克武治疗恶性松果体瘤术后复发,辨证为肝风内动,痰火瘀毒相搏,以羚羊角、龙齿、牡蛎、钩藤等平肝潜阳;全蝎、蜈蚣通络止痛;血竭、土鳖虫、水蛭、没药、红花活血化瘀,止痛消癥;胆南星、天竺黄、礞石等清热化痰,清心定惊;麝香开窍醒脑;大黄后下,用以泻下浊物。诸药相合,达到消瘤醒脑之功。

大医之法三:补益脾肾方

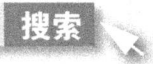
搜索

(1)李佩文验方

药物组成:党参 15g,生黄芪 15g,熟地黄 10g,肉桂 10g,枸杞子 15g,川牛膝 10g,山茱萸 10g,菟丝子 10g,钩藤 10g,白蒺藜 10g,野菊花 10g,白花蛇舌草 25g,炙鳖甲 10g,半枝莲 15g。

功效:补脾益气,滋阴补肾。

主治:脑瘤脾肾亏虚型。

[黄静.李佩文治疗脑瘤经验.中医杂志,2005,46(4):256]

(2)刘嘉湘验方

药物组成:党参12g,白术9g,干姜6g,姜半夏15g,生南星12g,熟附子6g,白芍9g,蛇六谷30g,天葵子30g,王不留行9g,炙甘草6g。

功效:温补脾肾,化痰消肿。

主治:脑瘤脾肾阳虚型。

[刘苓霜.刘嘉湘治疗脑瘤经验.中医杂志,2006,47(8):578]

大医有话说

两方均以补脾益气,温肾滋阴为主,并在此基础上配合软坚散结之物如白花蛇舌草、蛇六谷、胆南星、天葵子等,使得在补气养血,益肾填精,温补脾肾的同时有化痰软坚散结之效。

大医之法四:滋补肝肾方

搜索

(1)周仲瑛验方

药物组成:生黄芪15g,葛根15g,天门冬12g,枸杞子10g,川石斛12g,天花粉12g,炙僵蚕10g,陈胆星10g,生牡蛎25g(先煎),炙蜈蚣2条,炮三甲10g(先煎),山慈姑10g,海藻10g,露蜂房10g,漏芦12g,白花蛇舌草25g,炙马钱子粉0.25g。

功效:滋补肝肾,益气养阴,化痰祛瘀。

主治:脑瘤肝肾亏虚型。

[王旭.周仲瑛教授治疗脑肿瘤经验.国医论坛,1998,13(6):12]

(2)刘嘉湘验方

药物组成:生地黄30g,熟地黄24g,女贞子15g,枸杞子15g,生南星30g,蛇六谷30g,天葵子30g,蜂房12g,夏枯草12g,海藻12g,生牡蛎30g,赤芍 12g,牡丹皮 6g,白蒺藜 15g。

功效:补益肝肾,软坚散结。

主治:脑瘤肝肾阴虚型。

[刘苓霜.刘嘉湘治疗脑瘤经验.中医杂志,2006,47(8):578]

(3)施志明验方

药物组成:生地黄 24g,熟地黄 24g,女贞子 12g,白蒺藜 12g,墨旱莲 30g,石见穿 30g,蛇六谷 30g,夏枯草 15g,海藻 15g,生牡蛎 30g,天葵子 30g,制天南星 15g,僵蚕 12g,水红花子 30g,王不留行 12g,山药 15g,瓜蒌仁 15g,淫羊藿 12g,肉苁蓉 12g,鸡内金 12g。

功效:滋阴养肝,散结解毒。

主治:脑瘤肝肾阴虚型。

[丁金芳.施志明治疗脑瘤经验.中医杂志,2006,47(3):182]

大医有话说

以上三方均适用于肝肾阴虚型脑瘤。周仲瑛认为,本病发生多属正气不足,邪常有余。盖肾主骨,生髓,脑为髓海,且肝肾同源,故颅内肿瘤患者主要表现为肝肾亏虚,且尤以气虚、阴虚、精血不足为著。肾阴不足,水不涵木,则肝阳又可化风,上扰清空,走窜经络;引动痰瘀,风痰瘀阻脑络,则清阳不得上升,浊阴不能下降,而出现脑瘤症状。周老主张治疗大法当补益肝肾、化痰祛瘀,伺时佐以息风和络、解毒抗癌。用药选天冬、石斛滋养肝肾;穿山甲活血通络;僵蚕、蜈蚣、牡蛎化痰息风,软坚散结;黄芪、葛根益气升清。周老认为扶正祛邪是治疗本病的根本方法,二者可相辅相成,起到提高免疫功能,遏制肿瘤的作用。刘嘉湘和施志明认为,肝气郁结,风阳内动,风火相煽,痰瘀凝结,毒邪结聚,肝肾不足是形成脑瘤的主要病机,脑瘤属于髓海的病变,脑部气滞血瘀,脑络痹阻日久,化热动风,耗伤阴液,导致肝肾不足。药用生地黄、熟地黄、女贞子、枸杞子、墨旱莲滋补肝肾;石见穿清热解毒;制天南星祛痰通络,蛇六谷、夏枯草、海藻、生牡蛎、天葵子、僵蚕化痰软坚散结;水红花子、王不留行活血化瘀;瓜蒌仁润肠通便,山药健脾化痰,白蒺藜平肝明目;肉苁蓉、淫羊藿补肾助阳,为阳中求阴之法。此阳中求阴之法乃治疗肝肾阴虚之关键。

大医之法五:益气行瘀软坚化痰方

搜索

刘嘉湘验方

药物组成:生黄芪30g,当归9g,川芎9g,赤芍12g,白芍12g,地龙30g,瓜蒌皮15g,王不留行15g,夏枯草15g,海藻15g,生牡蛎30g,生南星30g,蛇六谷30g,蜂房12g。

功效:益气活血通络,化痰散结。

主治:脑瘤气虚血瘀型。

[刘苓霜.刘嘉湘治疗脑瘤经验.中医杂志,2006,47(8):578]

大医有话说

刘嘉湘的益气活血通络方是以补阳还五汤为基本方,由于痰毒凝结是形成脑瘤的发病因素之一,所以在益气活血的同时,刘老加用软坚化痰散结之品,如夏枯草、海藻、生牡蛎、生南星、蛇六谷等。蛇六谷具有祛瘀、消肿、散结之功,夏枯草具有清肝散结之效,海藻具有祛痰软坚散结的功效,诸药共奏散结软坚之功。刘老选用补阳还五汤作为基本方,是以补气为主,活血化瘀为辅。方中重用黄芪,贯穿整个治疗过程,体现出补气在治疗过程中的重要性。黄芪具有补气升阳,益卫固表的功效,方中黄芪与活血药的比例约为2.5:1,在补气的同时活血化瘀,使得化瘀的同时不伤正气。本方的制裁体现出刘老在治疗痰凝血瘀证的思想与王清任在治疗血瘀证的思想具有多方面的相似之处,但是刘老更注重根据五脏阴阳气血的虚衰程度增加各类补虚药。在补阳还五汤的基础上,加用四物汤,以补血调血。全方配伍平和,无大攻大伐之品,体现了刘老的用药特点:和平中见功效。现代药理证明蛇六谷、生南星具有抗癌功效,黄芪煎剂能促进DNA、RNA和蛋白质的合成,能够增强免疫功能,具有保肝、改善肾功能、抗衰老、抗应激、抗肿瘤等的作用。所以无论从中医理论角度分析,还是从现代医学理论角度分析都可表明本方具有抗癌效用。

第2章 如何对抗鼻咽癌，听名中医细细说来

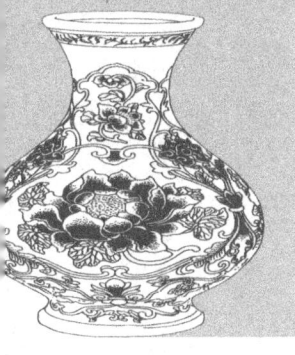

  鼻咽癌系指发生于鼻咽部和侧壁的恶性肿瘤，是我国最常见的恶性肿瘤之一，发病率以南方为高，分布有一定的地区和种族特点，同时也有一定的家族倾向。好发于男性，男女比例约为3.5∶1，发病高峰年龄为40~60岁。恶性肿瘤以淋巴上皮细胞癌最多，此外为鳞状细胞移行上皮癌等。其发病病因目前尚不清楚，根据流行病学调查显示，可能与病毒（EB病毒）、遗传因素等有关。另外，鼻咽癌发病也与居住环境的空气污染，如烟的暴露及过多进食腌制品有关。此病常发生于鼻咽腔顶部和侧壁，并可向邻近窦腔侵犯，也可向颅底和颅内扩展。淋巴结转移发生于早期，某些病例的初发症状是颈淋巴结肿大，因原发灶隐蔽而不能查出。本病属中医"鼻渊"、"失荣"、"控脑砂"等范畴。

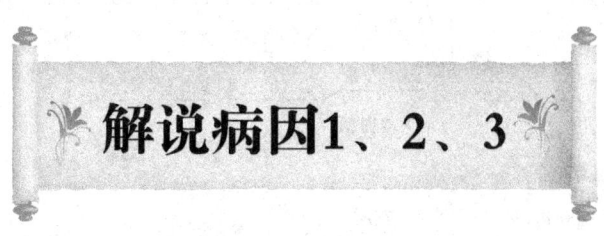

解说病因1、2、3

1. 病因

(1)肺热内盛:肺开窍于鼻,肺气利则鼻气通,若肺经有热或热邪犯肺,上焦积热,肺气失宣,鼻窍不通,津聚为痰,气血瘀滞,痰热瘀血蕴结,或邪火循太阴之经而至鼻,发为鼻咽肿块。

(2)肝胆热毒:情志不畅,肝气郁滞,久郁化火,又肝胆相表里,肝胆毒热内生,循经上逆,灼津为痰,阻滞经络,气滞血瘀,痰瘀积聚,结而成瘤。

(3)阴津亏虚:先天禀赋不足,或后天脾胃失调,以致肝肾不足,肺胃阴虚,阴虚火旺煎熬津液为痰,痰毒凝滞,结于鼻部,发为本病。

(4)饮食内伤:长期过食辛辣炙煿之品,以致脾胃所伤,胃肠积热,热毒蕴积,上升头颅,或内生痰湿,痰浊湿热阻滞气血运行,血脉瘀阻、结聚于鼻,发为本病。

2. 病机

(1)发病:本病发生是因正虚于内,邪毒乘虚而入,致脏腑功能失调,痰热瘀毒搏结而成,其发病缓慢,但伴随病情发展,病势凶险,预后不良。

(2)病位:本病在鼻,但与肺、肝、胆密切相关。

(3)病性:本病的性质是本虚标实,虚以阴津亏虚,正气不足为主,实以肺热痰瘀为多。

(4)病势:鼻咽癌早期以实邪为主,晚期邪气未除,正气已虚,属本虚标实之证。

(5)病机转化:病变早期往往表现为肺热蕴结、肝胆毒热等证,随着病情变化,正虚愈渐突出,热毒伤阴或由于放射治疗,阴津为射线热毒所伤,可出现肺胃阴伤之证,如病情进一步恶化,可见肝肾阴虚之证(图2-1)。

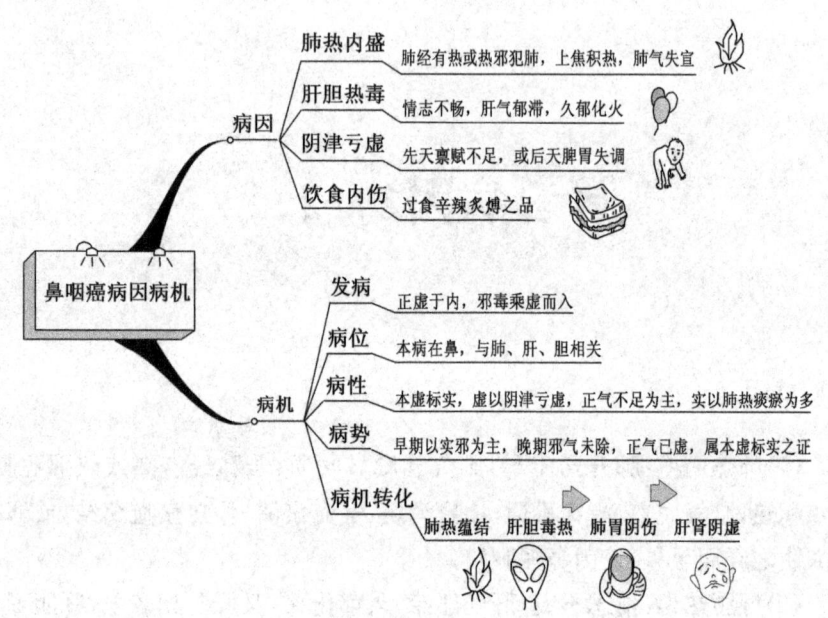

图 2-1 鼻咽癌的病因病机

中医治病,先要辨证

1. 邪毒肺热

鼻塞,涕中带血,有时鼻腔干燥,鼻出热气,头痛,口苦咽干,咳嗽,颈部肿块。舌质红,苔薄黄,脉浮数或滑数。治以宣肺清热,消痰散结,方以银翘散或辛夷清肺饮加减。

2. 肝郁火旺

头痛,鼻塞,耳鸣,鼻出血或血涕,口苦口渴,烦躁易怒,大便干结,舌边尖红,苔黄或黄厚,脉数。治以清肝泻火,方以龙胆泻肝汤加减。

3. 气郁痰凝

颈部肿块显露,鼻塞,痰多黏稠,涕厚黏腻,精神抑郁,耳鸣或耳堵,舌淡红,苔厚腻,脉滑。治以化痰解郁,软坚散结,方以海藻玉壶汤加减。

4. 气滞血瘀

鼻塞,涕中带血色暗,头刺痛,入夜尤甚,或耳鸣,舌质暗红,边有瘀斑,苔薄,脉涩。治以化瘀散结,理气通窍,方以通窍活血汤加减。

5. 气阴两虚

鼻出血色鲜红,口鼻干燥,咽干喜饮,干咳少痰,神疲乏力,舌质红,无苔或少苔,脉细数或细。治以养阴清热,益气生津,方以沙参麦冬汤或增液汤加减。

6. 肝肾阴虚

头晕目眩,耳鸣耳聋,眼花目糊,口干欲饮,或五心烦热,形体消瘦,舌红少苔,脉细或沉细。治以滋肝肾,方以杞菊地黄丸加减(图2-2)。

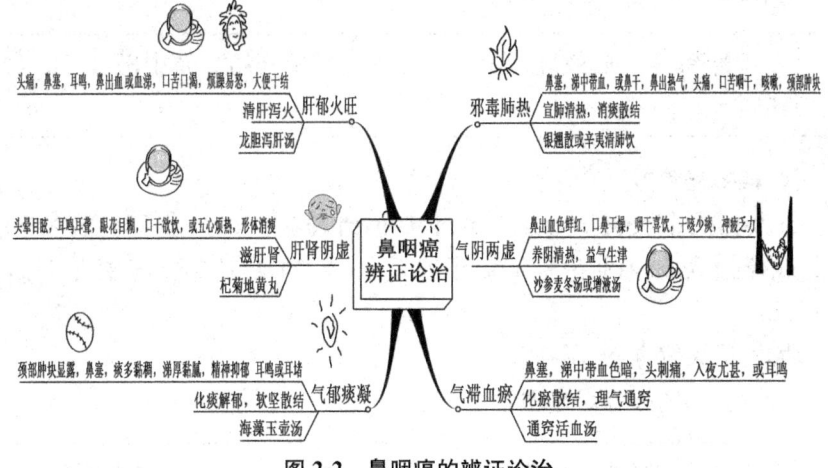

图 2-2 鼻咽癌的辨证论治

鼻咽癌的大医之法

大医之法一：清热解毒方

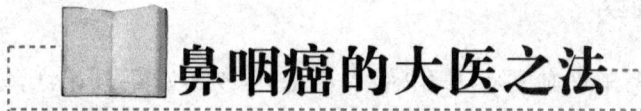

(1) 陈效莲验方

药物组成：升麻 15g，生地黄 15g，野菊花 20g，茯苓 20g，苍耳子 20g，重楼 20g，仙鹤草 30g，白花蛇舌草 30g，石上柏 30g，生天南星 60g。

功效：清热解毒，凉血止血，化痰散结。

主治：鼻咽癌上焦郁热型。

> ［刘美珍,等．陈效莲老中医治疗肿瘤经验介绍．新中医,2010,42(1):55］

(2) 戴裕光验方

药物组成：蒲公英 30g，紫花地丁 30g，野菊花 30g，丹参 15g，玄参 15g，陈皮 9g，制半夏 25g，胆南星 12g，干姜 9g，黄芩 9g，白芷 12g，辛夷花 12g，苍耳子 12g。

功效：泻火解毒，滋阴补液。

主治：鼻咽癌火毒炽盛型。

> ［贾煜．戴裕光治疗疑难重病临证思路及特点．中国中医急症,2009,18(4):573］

(3) 邱宝珊验方

药物组成：黄藤 15g，赤芍 15g，玄参 15g，川萆薢 15g，地肤子 15g，虎杖 18g，柴胡 9g，牛膝 24g，天花粉 30g，山栀子 30g，生牡蛎 30g，蚤休 30g。

功效：苦寒泄热，解毒攻坚。

主治：鼻咽癌火毒困结型。

[邱宝珊.中医药治疗24例晚期鼻咽癌的疗效观察.新中医，1994,(9):10]

(4)周维顺验方

药物组成：鹅不食草30g，猫爪草60g，夏枯草30g，苍耳草30g，辛夷15g，炒薏苡仁30g，石上柏30g，山豆根10g，瓜蒌30g，射干10g，白芷10g，炒黄芩12g，半枝莲30g，白花蛇舌草30g，浙贝母10g。

功效：宣肺清热，消肿散结。

主治：鼻咽癌肺热型。

[申兴勇,等.周维顺教授治疗鼻咽癌经验.长春中医药大学学报，2009,25(2):170]

大医有话说

陈效莲认为鼻咽癌患者要注重局部和整体的关系，鼻咽癌患者往往表现为局部邪实而整体虚损的病理状态，随着病情的发展，病情多由邪实向正虚逐步转化。病变早期治疗应以祛邪为主，根据患者情况，首选肿瘤根除手术或手术加放疗或化疗，加用中医药调护，以力求"除邪务尽"，而达到"邪去正安"的效果。本方为陈老治疗上焦郁热型鼻咽癌经验方，方中升麻，清热解毒，升举阳气；苍耳子通鼻清窍，引诸药上升头目；生地黄清热生津，凉血止血。另外化疗虽为肿瘤的一般治疗方法，但易伤气阴，故在中医药治疗方面更要注重益气健脾固本的使用，方中使用茯苓益脾和胃，宁心安神；野菊花、重楼清热解毒，消肿止痛；仙鹤草凉血止血；白花蛇舌草、石上柏解毒软坚散结；重用生天南星燥湿化痰，消肿散结。全方起到清热解毒，凉血止血，化痰散结之效。戴裕光认为如患者正值盛壮之年，癌肿虽生，但是正气尚存，放疗及癌肿使得鼻咽癌病机为火毒燥邪内攻鼻咽诸窍，此时应泻火解毒、滋阴补液为主治标，适量配合化痰通窍之品以治本。用蒲公英、紫花地丁、野菊花泻火解毒而不伤下元，丹参、玄参质润多液之品滋补阴液，陈皮、制半夏、胆南星化痰，白芷、辛夷花、苍耳子通窍，配干姜、黄芩寒温并用以治肺，使之开窍有力。诸药合治，通窍清热化痰。邱宝珊认为火毒困结型鼻咽癌在中医药用药方面要注意攻邪不伤正，全方以泄热为主，方中黄藤、地肤子、草薢泄热解毒，利水消肿；蚤休、虎杖清热解毒，软坚祛瘤；山栀子清热泻火,解毒除烦;柴胡疏肝升阳,引诸药上行头目;牛膝引火下行,利尿通淋,使邪从下而去;天花粉生津润燥,排脓消肿;玄参凉血滋阴,泻火解毒。诸药合用,达到苦寒泄热,解毒攻坚的效果。周维顺认为鼻咽癌早期主要表现为肺热,故周老用治疗鼻咽癌基础方鹅不食草、猫爪草、夏枯草、苍耳草、石上柏、山豆根清热解毒,抗肿瘤;再加用射干、黄芩、半枝莲、白花蛇舌草清热解毒,加强其抗癌力度。瓜蒌清热涤痰,理气宽胸;白芷消肿排脓,通鼻窍,引药上行;浙贝母清热化痰,解毒散结。诸药相配,共奏宣肺清热,消肿散结之效。

大医之法二:益气养阴方

搜索

(1)刘伟胜验方

药物组成:太子参30g,麦门冬10g,五味子10g,生地黄20g,山茱萸8g,山药15g,牡丹皮15g,泽泻5g,茯苓15g,法夏15g。

功效:益气养阴,祛痰解毒。

主治:肺癌气阴两虚型。

[陈海,等.刘伟胜教授运用益气养阴法治疗鼻咽癌放疗反应经验.国际医药卫生导报,2006,12(10):108]

(2)张德忠验方

药物组成:生地10g,麦冬10g,玄参10g,枇杷叶10g,竹茹10g,乌梅10g,党参10g,白术10g,陈皮10g,花粉10g,鸡内金10g,龙骨10g,牡蛎10g,辛夷花10g,炒山楂10g,炒神曲10g,炒麦芽10g,五味子6g,佛手片6g,炙甘草6g,白芍15g,枳壳15g,黄芪30g,石斛20g,蒲公英20g,白花蛇舌草20g,半枝莲20g,夏枯草20g。

功效:滋阴清热,软坚散结。

主治:鼻咽癌气阴两伤型。

[孙超.张德忠鼻咽癌治验四则.湖北中医学院学报,2008,10(4):52]

(3)周维顺验方

药物组成:鹅不食草30g,猫爪草60g,夏枯草30g,苍耳草30g,辛夷

15g,炒薏苡仁30g,石上柏30g,山豆根10g,黄芪30g,白术10g,党参10g,当归15g,丹参30g,鸡血藤30g,炙甘草5g。

功效:补气益血,祛瘀散结。

主治:鼻咽癌气血双亏型。

[申兴勇,等.周维顺教授治疗鼻咽癌经验.长春中医药大学学报,2009,25(2):170]

(4)沈英森验方

药物组成:黄芪30g,旱莲草30g,生牡蛎30g(先煎),白花蛇舌草30g,生谷芽30g,北沙参30g,党参20g,白术10g,茯苓10g,砂仁10g(后下),麦冬10g,石斛10g,山药15g,女贞子15g。

功效:益气养阴。

主治:鼻咽癌气阴两虚型。

[孟辉.沈英森教授临床经验拾零.新中医,2001,33(11):17]

大医有话说

刘伟胜认为放疗后造成人体气阴两虚,局部津液不足,正气受损,正虚邪实,病变除了涉及肺之外,还牵涉到脾肾两脏,故治疗上以益气养阴为主,方中太子参保肺气;麦冬保肺阴,润肺滋水;五味子敛其耗散;因刘伟胜本例患者患病日久,肝肾之阴已不足,加之放疗伤气阴,故在清热生津的基础上,用六味地黄汤滋阴肝肾,并合用法半夏化痰,全方共奏益气养阴,化痰活血之功,收效满意。张德忠认为鼻咽癌晚期患者或经过放疗的患者常被内外因耗散气阴,故出现神疲乏力,少气自汗等症状,故在治疗时应以养阴生津为主,同时兼顾脾胃,补益病体。方中玄参滋阴润燥,麦冬滋养肺胃阴津;生地苦寒清热,养阴壮水生津。用增液汤治疗津液亏乏以增液润燥。再加用石斛以加强其滋阴功效。另外方中寓以四君子汤,黄芪、党参、白术、甘草以补益气虚;陈皮、佛手梳理气机;辛夷引药上行;鸡内金、炒三仙健脾消食,助脾运化;蒲公英、白花蛇舌草、半枝莲、夏枯草清热解毒,软坚散结。诸药在顾护正气的同时,予以消瘤,效果甚佳。周维顺周老认为病至晚期,邪盛正虚,祛邪则伤正,邪未去而正先衰。故周老在方中以黄芪、党参大补肺气,白术健脾气,当归、鸡血藤安神补血;再加用鹅不食草、猫爪草、夏枯草、苍耳草、石上柏、山豆根清热解毒,抗肿瘤。诸药合用可延缓鼻咽癌患者后期生存质量。沈英森沈教授认为正气虚则成岩,正气虚弱,不能抵御邪气,沈教授主张放疗期间应扶助正气,益气和胃,滋养阴津。药用黄芪、党参、茯苓、谷芽益中气,健脾胃;女贞子、旱莲草滋阴补肾;北沙参、麦冬、石斛养阴生津;生牡蛎软坚散结;白花蛇舌草解毒散结。验之临床,获效甚佳。

大医之法三:燥湿化痰软坚方

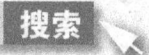

(1)邱宝珊验方

药物组成:白花丹15g,白术15g,生南星15g,生半夏15g,山慈姑15g,茯苓30g,昆布30g,青皮12g,党参24g,老鼠勒18g,僵蚕9g。

功效:祛痰浊,散结聚,和脾胃。

主治:鼻咽癌痰浊结聚型。

> [邱宝珊.中医药治疗24例晚期鼻咽癌的疗效观察.新中医,1994,9:10]

(2)周维顺验方

药物组成:鹅不食草30g,猫爪草60g,夏枯草30g,苍耳草30g,辛夷15g,炒薏苡仁30g,石上柏30g,山豆根10g,半夏10g,苍术10g,杏仁10g,胆南星9g,猪苓15g,茯苓15g。

功效:健脾燥湿,化痰软坚。

主治:鼻咽癌痰浊内蕴型。

> [申兴勇,等.周维顺教授治疗鼻咽癌经验.长春中医药大学学报,2009,25(2):170]

大医有话说

邱宝珊认为痰浊结聚型鼻咽癌应予以祛邪为主,兼顾正气。方中白花丹为君药,治疗血瘀肿毒,具有散瘀消肿解毒之效;生南星、生半夏燥湿化痰;党参补中益气;白术、茯苓健脾祛湿;老鼠勒、山慈姑清热解毒散结;僵蚕疏通经络,化痰定惊;青皮梳理气机。诸药合用,对痰浊结聚型鼻咽癌有一定的临床疗效。周维顺认为鼻咽癌是由于肺气不宣,上焦热盛,肝郁气逆化火,肺、肝毒热灼液为痰,痰火上结,搏于少阳,进而气、血、痰、毒互结,阻塞经络而成肿瘤。故周老在治疗痰浊内蕴型鼻咽癌时,除了以鹅不食草、猫爪草、夏枯草、苍耳草、石上柏、山豆根清热解毒,抗肿瘤以外,再加用半夏、苍术、胆南星燥湿化痰;猪苓、茯苓健脾燥湿。诸药合用,起到健脾燥湿,软坚化痰之效。

大医之法四:活血破瘀疏肝消肿方

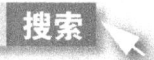

(1) 邱宝珊验方

药物组成:青皮 12g,当归 12g,川芎 12g,马鞭草 30g,生牡蛎 30g,泽兰 30g,昆布 15g,两面针 15g,丹参 15g,五灵脂 15g,红花 9g,田七 3g(冲服)。

功效:活血破瘀,攻坚散结。

主治:鼻咽癌气血凝结型。

[邱宝珊.中医药治疗 24 例晚期鼻咽癌的疗效观察.新中医,1994,(9):10]

(2) 周维顺验方

药物组成:鹅不食草 30g,猫爪草 60g,夏枯草 30g,苍耳草 30g,辛夷 15g,炒薏苡仁 30g,石上柏 30g,山豆根 10g,野菊花 30g,蛇莓 30g,青皮 10g,陈皮 10g,制香附 10g,炙乳香 10g,没药 10g,延胡索 15g。

功效:清肝泻火,消肿散结。

主治:鼻咽癌气郁型。

[申兴勇,等.周维顺教授治疗鼻咽癌经验.长春中医药大学学报,2009,25(2):170]

大医有话说

邱宝珊认为鼻咽癌的发病无不责于痰湿、血瘀，故血瘀为病因引起的鼻咽癌则予以活血破瘀，攻坚散结。方中以大量活血药为主，如丹参、五灵脂、红花、田七等，加用血中之气药川芎，使血行则瘀不留。周维顺认为鼻咽癌的气郁型是由于肺气不宣，肝郁气逆而成，方中除基本方的清热解毒抗瘤外，加用野菊花、蛇莓清热解毒，凉血消肿；再以青皮、陈皮、香附疏肝理气；乳香、没药两药相配，调气活血，定痛解毒。

第3章 喉癌，偏爱男人的恶魔

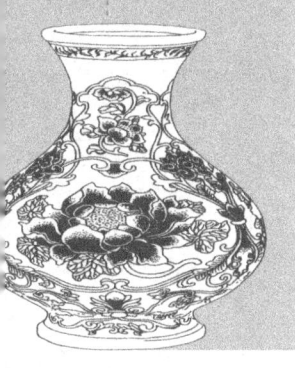

喉癌是来源于喉黏膜上皮组织的恶性肿瘤，是常见的头颈部恶性肿瘤之一，占全身恶性肿瘤的1%~5%左右，其发病率有增高的趋势，且根据流行病学统计发现城市发病率明显高于农村。本病的发生多与吸烟、酗酒、长期吸入有害物质及乳头状瘤病毒感染等因素有关，好发于50~70岁男性，男女比率约为8∶1，以中国的东北、华东及华北地区发病率较高。喉癌可分为声门上型、声门型和声门下型。声门区肿瘤一般分化较高，声门上区则以分化较低者居多。声门区病变最为常见，其次是声门上及声门下区。喉癌常发生于声带前部，并沿声带扩展到前联合和其他部位，然后侵及软骨、肌肤。声门上病灶累及咽部及舌根，声门下病灶可累及气管和甲状腺。祖国医学对喉癌认识较早，属于"喉痹"、"缠喉风"、"烂喉风"、"喉菌"、"喉百叶"、"喉疳"等范畴。

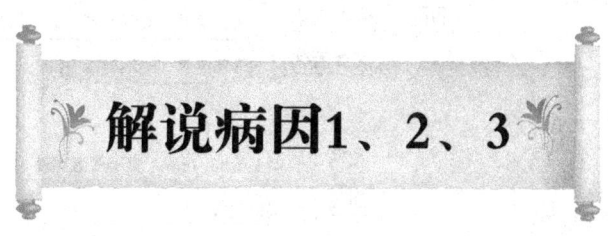

1. 病因

(1) 外邪侵袭:风热袭肺或烟尘熏扰,致肺热阴伤,上灼咽喉,热蕴化毒,炼液为痰,痰热毒结,发为本病。

(2) 情志内伤:多因忧思郁怒,肝气不舒,郁而化火,加之肝肾不足,阴虚阳亢,相火上炎,循经至喉,蕴久化毒,阻滞气血,瘀毒互结,发为本病。

(3) 饮食所伤:多因贪食辛辣,嗜烟酒等长期刺激,内伤肺脾,脾失健运,肺失清肃,湿浊内停,聚而为痰,痰浊凝聚,结于喉内发为本病。

2. 病机

(1) 发病:多发于50～70岁,常见于吸烟男性。

(2) 病位:本病病位在喉,但与肺、肝、肾关系密切。

(3) 病性:喉癌属本虚标实之证,虚以阴虚为主,晚期兼见气虚;实以热、毒、痰、瘀为患。

(4) 病势:本病多由表入里,由实转虚。

(5) 病机转化:喉癌的发生与肺、肝、肾诸脏功能失调有关,尤以肺热、肝肾阴虚,虚火上炎为主;初期,外有风热侵袭,气血阻滞,灼津成痰,瘀毒痰浊,病机表现为风热犯肺。病情进一步发展,病邪由表入里,加之情志内伤,肝气不舒,肝郁化火,气血不畅,病机转化为痰瘀毒聚。晚期,正气耗伤,气阴两伤,病机转化为气阴亏虚为主(图3-1)。

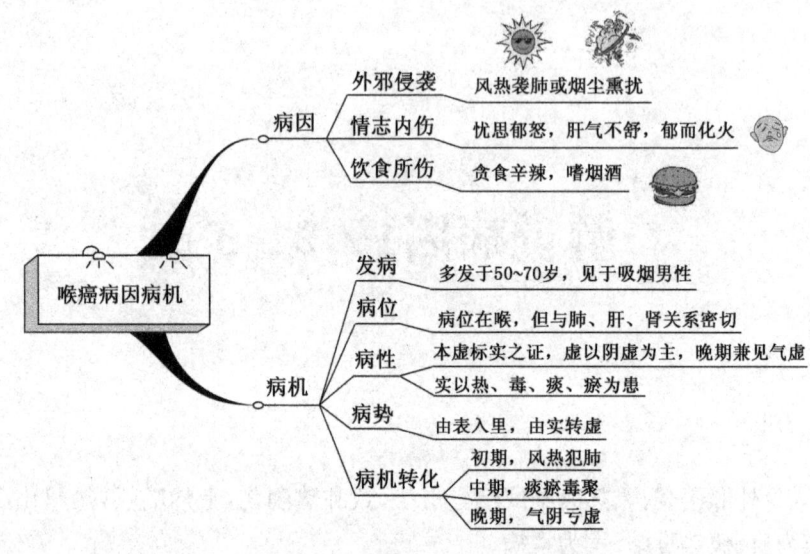

图 3-1 喉癌的病因病机

中医治病，先要辨证

1. 风热犯肺

声音嘶哑，咳嗽痰黄，痰带血丝，口燥咽干或咽喉疼痛，吞咽不利，纳呆，小便黄，舌质红，苔薄黄，脉洪数。治以疏风清热，解毒开音，方以清咽利膈汤加减。

2. 风寒袭肺

声音嘶哑，恶风恶寒，咽喉发紧，突然发作，咳嗽痰白，吞咽不利，小便清长，舌淡，苔薄白或白腻，脉浮紧。治以疏风解表，温肺散寒，方以麻黄厚朴汤加减。

3. 虚火燔灼

声音嘶哑甚则失音，咽喉疼痛，口渴咽干，入夜尤甚，心烦气急，持续呛咳，形体消瘦，溲黄便干，舌体瘦小或有裂纹，舌质红，苔少或花剥，脉细弦而数。治以滋阴清热，解毒利咽，方以知柏地黄丸合百合固金汤加减。

4. 痰瘀毒聚

声音嘶哑，咽喉疼痛、吞咽不利，颈部肿块，气急咳嗽，痰有血丝且秽臭难闻，舌质暗红或舌有瘀点瘀斑，苔黄而燥，脉滑数。治以化瘀解毒，化痰散结，方以会厌逐瘀汤加减。

5. 肝气郁结

咽喉疼痛，声音嘶哑，咳声低弱，神疲乏力，口苦咽干，吞咽不利，头晕目眩，胸胁胀痛，舌红苔薄黄，脉弦。治以疏肝解郁，清泄肝火，方以丹栀逍遥散加减。

6. 肾虚内热

声哑失音，喉部溃烂作痛，饮食困难，痛连耳窍，痰涎壅盛，五心烦热，舌苔厚腻，脉沉数。治以滋肾培元，解郁清热，方以金匮肾气丸合柴胡清肝饮加减。

7. 气阴两虚

倦怠乏力，语言低微，心悸气短，自汗盗汗，声嘶气急，咽喉疼痛，饮食不下，颈部肿块增大，咽干口渴不欲饮，形瘦体弱，小便黄，大便难，舌淡少苔或无苔，脉沉细无力。治以益气养阴，化毒开音，方以大补阴丸合薯蓣丸加减(图3-2)。

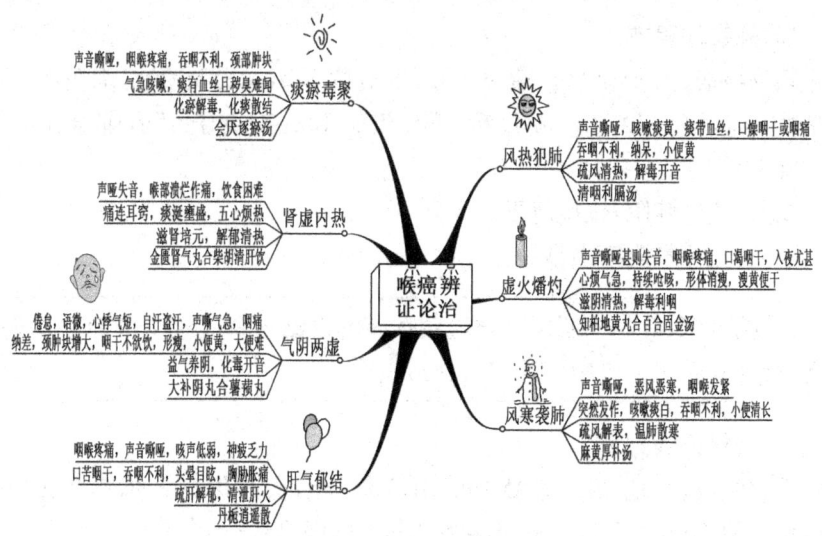

图 3-2　喉癌的辨证论治

喉癌的大医之法

大医之法一：益气养阴方

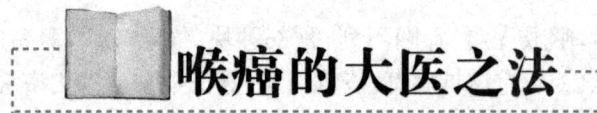

(1) 王德鉴验方

药物组成：生地黄15g,玄参15g,麦冬15g,太子参15g,酸枣仁15g,黄芩9g,栀子9g,桔梗9g,射干9g,僵蚕9g,天花粉12g,知母12g,白芍12g,甘草6g。

功效：养阴清肺。

主治：喉癌阴津耗伤型。

[付文洋,等.王德鉴教授治疗耳鼻咽喉口腔癌经验介绍.新中医,2003,35(12):14]

(2) 陈锐深验方

药物组成：太子参20g,麦冬10g,生地黄15g,蒲公英20g,绵茵陈15g,猫爪草20g,田七片10g,浙贝母15g,茯苓15g,女贞子15g,郁金15g,丹皮10g。

功效：益气养阴,化痰解毒。

主治：喉癌气阴两虚型。

[陈锐深,等.中西医结合治愈喉癌淋巴结转移1例.北京中医药大学学报(中医临床版),2005,12(1):46]

(3) 谷铭三验方

药物组成：生地25g,玄参15g,山萸肉15g,金银花10g,瓜蒌25g,知母25g,山豆根10g,浙贝母10g,山慈姑25g。配服马钱子丸。

功效：益气养阴生津,化痰散结。

主治：舌癌气阴两亏型。

> ［谷言芳,等．谷铭三治疗肿瘤经验集．上海：上海科学技术出版社,2002:10］

(4) 刘炳凡验方

药物组成：太子参15g,生地15g,女贞子15g,沙参10g,丹皮10g,甘草5g,旱莲草10g,白芍10g,冬虫夏草5g,川贝5g,木蝴蝶3g,藏青果(另嚼咽)。

功效：滋阴降火,理肺清咽。

主治：喉癌肾阴亏损型。

> ［李济仁,等．名老中医肿瘤验案辑按．上海：上海科学技术出版社,1990:68］

大医有话说

王德鉴认为癌肿由于久郁化火,火毒内困,火与气血停聚,则灼腐癌肿而致溃破腐烂,火热灼伤肌肉脉络,肉腐脉损,故癌肿溃破腐烂、出血、流腥臭液。王德鉴对阴血亏损型癌症一般治以益气补血,养心安神。选用归脾汤或人参养荣汤,以大补气血。在癌肿的治疗过程中,王教授一贯坚持攻补兼施,灵活施治的原则,或先攻后补,或以毒攻毒,或活血逐瘀,或苦泄热毒,均宜酌情选用。癌肿多属邪实正虚证,往往因气血耗尽而死亡,应着重健脾培元,补养气血,以达到扶正祛邪之目的。陈锐深教授认为喉癌的治疗主要采用放疗、手术和化疗,期间辅以中医中药治疗能减毒增效,最大限度地治疗肿瘤。患者经过放疗、化疗,耗气伤津,故立法以益气养阴固其本,化痰散结治其标。方药以养阴清肺汤加减,养阴清肺,解毒利咽；配伍猫爪草等化痰散结；蒲公英清热解毒利湿,除痰之本；配伍田七片、丹皮等活血化瘀之品,标本兼治。喉癌是一种本虚标实的疾病,其立法处方要以中医理论为指导,急则治其标,缓则治其本,以标本兼治为原则,不可一味过于猛攻或猛补,以防损伤正气或资邪留寇。谷铭三认为喉癌属中医"喉菌"范畴。多因肝肾阴亏、虚火上炎、凝湿化痰、痰火结聚于喉所致。结者散之,治以益气养阴、化痰散结为主,方中六味地黄汤加玄参、知母以滋补肝肾,育阴清热；瓜蒌、浙贝母清热化痰且能消肿散结；山豆根、山慈姑善治喉痹以消肿止痛；金银花解毒泻火,加上马钱子解毒散结的功效大增。诸药配合,使肝肾阴亏恢复,虚火得消,痰浊得化,而获良效。刘炳凡认为癌症的发生发展与个体心理因素也有很大关系,故在治疗癌症患者的同时,必须使其心情舒畅。本方用于放疗后而致的气阴两虚证,方中太子参、生地、女贞子、旱莲草、沙参养阴生津;丹皮活血化瘀;木蝴蝶利咽润肺,疏肝和胃;冬虫夏草具有调节免疫功能,抗肿瘤,抗疲劳等功效。诸药合用,滋阴降火,理肺清咽。患者临床症状完全消失。

大医之法二:化瘀祛痰散结方

搜索

(1) 华良才验方

药物组成:生蒲黄10g,五灵脂10g,土鳖虫10g,穿山甲15g,当归15g,制乳香10g,制没药10g,全瓜蒌25g,川贝母10g,皂角刺10g,莪术10g,地龙10g。

功效:活血化瘀,祛痰散结。

主治:喉癌血瘀痰凝型。

[华良才. 喉科肿瘤治验2例. 中医杂志,1986,27(4):45]

(2) 谷铭三验方

药物组成:夏枯草20g,山豆根30g,蜀羊泉30g,金银花30g,石上柏20g,蒲公英30g,白花蛇舌草40g,牛蒡子20g,麦冬30g,连翘20g,射干20g,甘草10g。

功效:清热泻火,化痰利咽。

主治:舌癌痰火互结型。

[谷言芳,等. 谷铭三治疗肿瘤经验集. 上海:上海科学技术出版社,2002;8]

(3) 林芹璧验方

药物组成:白花蛇舌草60g,山豆根30g,黄芩30g,生地30g,连翘30g,北沙参30g,生川军30g(后入),玄参21g,天花粉25g,二花25g,文术9g,生栀子12g,桔梗15g,昆布15g,海藻15g,玄明粉15g(分冲),肉桂3g(后入)。

另加:核桃树枝、柳树枝各60g。

功效:清肺泄热,攻下存阴,引火归源。

主治:喉癌痰热蕴蒸型。

[李济仁,等.名老中医肿瘤验案辑按.上海:上海科学技术出版社,1990:71]

大医有话说

华良才认为喉癌早期,未发现淋巴结转移及颅内和重要器官的转移,正气尚存,故用活血化瘀、祛痰散结之药物,意图使肿物消散。在临床实践中,喉癌早期除辨证论治外,还可选用以下抗癌药物,如丹参、赤芍、三七、半夏、胆星、莱菔子、龙葵、石菖蒲、木鳖子、紫草、血竭等。另外华老对软坚散结药物的使用也深有体会,常选用下列抗癌药物,如昆布、海藻、硇砂(研末装胶囊)、射干、白矾、核桃枝等。在选择药物时宜扬长避短,选择具有多功能的药物。肿瘤早期,如患者大便干可选用瓜蒌、杏仁、当归等药,这些药兼有润肠通便作用。临证要随症加减,方可有效治疗癌症。谷铭三治疗痰火郁热型舌癌在清热泻火的基础上予以化痰散结,方中夏枯草、山豆根化痰止咳,软坚散结;蜀羊泉败毒抗癌;麦冬养阴润肺止咳;射干、牛蒡子、金银花清热解毒利咽;全方合力清热利咽,化痰止咳,消肿散结,以控制癌症的发展。林芹璧治疗晚期喉癌出现的声音鼻塞,汤水难下,病情危机者,以清肺泄热,急下存阴,引火归原,以挽危局。除应用大剂量清热解毒药如白花蛇舌草、山豆根、莪术、栀子等以外,又凭肺与大肠表里关系,用大剂量生川军、玄明粉通肠逐邪,以肃清肺气,急存阴液。肺主呼气,肾主纳气,肾阳虚不能纳气归肾;真阴不足,水不制火,以致虚火上炎,熏蒸咽喉,故用生地滋养肾水,肉桂引火归原。

大医之法三:清热利咽方

搜索

(1)谷铭三验方

药物组成:金银花30g,连翘20g,黄连10g,栀子10g,射干20g,山豆根20g,大青叶20g,胖大海10g,鸭拓草20g,蒲公英30g,浙贝母20g,麦冬20g。

功效:滋阴清热,清利咽喉。
主治:舌癌虚火上炎型。

[谷言芳,等.谷铭三治疗肿瘤经验集.上海:上海科学技术出版社,2002:8]

(2)王泽时验方
药物组成:白花蛇舌草60g,藤梨根60g,虎杖15g,生薏苡仁15g,水杨梅根30g,白英30g,威灵仙30g,牡蛎30g,海藻30g,金银花12g。
功效:清热解毒,软坚消肿,佐以养血活血。
主治:喉癌热毒灼喉型。

[李济仁,等.名老中医肿瘤验案辑按.上海:上海科学技术出版社,1990:70]

大医有话说

谷铭三指出喉为肺所系,为肺气之通道,具有行呼吸、发声音的功能。喉又是经脉循行的要冲,直接循行的经脉就有手太阴肺经(循经喉中)、足太阳脾经(循经咽喉,连于舌根)、足少阴肾经(入喉咙,挟舌根)等,所以喉与肺、脾、肾关系最为密切。发病日久或肝肾阴虚,虚火煎津炼痰,痰浊凝聚,瘀血痰浊互结,阻于喉咙发为肿块。治疗以滋阴清热,清利咽喉。方中金银花清解血毒,配连翘清热解毒,散结消肿,两药合用加强其清热之效;配鸭拓草、麦冬清热解毒,利尿润肺;配黄连、栀子、山豆根、蒲公英、大青叶清热解毒,抗癌消肿;配胖大海、射干、山豆根利咽解毒。诸药合用,对虚火上炎患者有效。王泽时认为热毒流滞喉中,炼液为痰,凝而成肿,阻塞音门,发为失音。故以白花蛇舌草、藤梨根、白英、虎杖清热解毒,杨梅根理气、活血,牡蛎、海藻软坚散结。在软坚类药中配合理气药,使得软坚效果更佳。诸药合用,对于发音嘶哑,明显热毒征象的患者适用。

第4章 小心唇癌剥夺你的吻

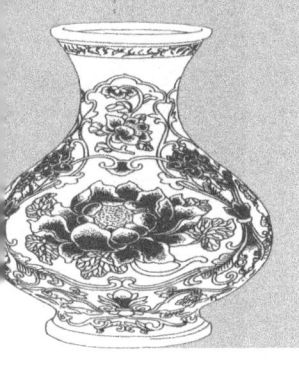

唇癌是指发生于上下口唇的恶性肿瘤，是口腔常见恶性肿瘤之一，在口腔癌中占第三位，占口腔恶性肿瘤的7.1%~15.0%，欧美国家唇癌发病较多，占口腔癌的20%~30%。唇癌一般下唇比上唇容易受累，90%~95%发生在下唇红缘部，尤其是下唇中1/3与外1/3交接处。大多数唇癌为高分化的鳞状上皮细胞癌，多在良性赘生物的基础上发生，其生长速度较慢，预后较好，5年生存率较高。本病好发于50岁以上男性，男女患病比例为7∶1，病因可能与局部长期受异物、烟酒刺激，强烈的紫外线照射有关，口唇上皮角化、白斑、疣赘、肉芽肿及裂口等长期不愈，亦可导致癌变。唇癌早期常表现为疱疹状，白斑皲裂，或局部黏膜增厚，后逐渐形成肿块，表面溃烂形成溃疡。唇癌在中医学中属于"茧唇"范畴。

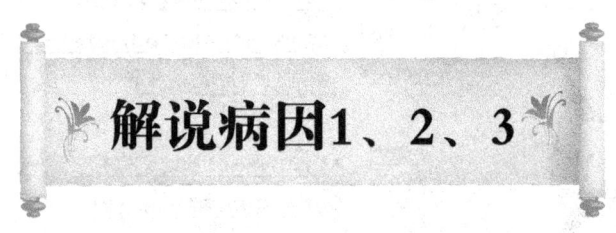

解说病因1、2、3

1. 病因

(1)情志内伤：心思太过，忧虑过深，致使心火焦炽，或有肝郁气滞，日久化燥化火，灼伤脾阴，煎炼成痰，心火及痰火移热于脾经，循经上升，结聚于唇而成。

(2)痰火滞留：过食煎炒油炸及酿酒厚味之物，内伤脾胃，脾胃中焦热盛蕴毒，灼津为痰，痰随火行。阳明胃经环唇挟口唇，脾胃失健且痰火留驻于唇而发本病。

(3)瘀毒内阻：长期吸烟，特别是使用烟斗者，或习惯将金属等异物衔于口唇，或野外作业，暴晒于烈日之下，日久反复刺激，致唇之气血不畅，瘀毒壅阻头面，集聚于口唇而成。

(4)体质内虚：素体不足或房劳过度，肾水亏损，肾水不能上济头面，相火亢盛，虚火上炎，口唇失荣而发为茧唇。

2. 病机

(1)发病：多见于50～70岁左右的男性，以下唇癌多见。

(2)病位：本病病位在唇，但与心、脾胃、肝肾关系密切。

(3)病性：早期以实证为主，中期多虚实夹杂，晚期多虚。

(4)病势：病久，可由实转虚。

(5)病机转化：本病初期以脾胃蕴热为主，病情进一步发展，病机往往由"实热"转化为"虚热"，而出现阴虚内热的病机特点(图4-1)。

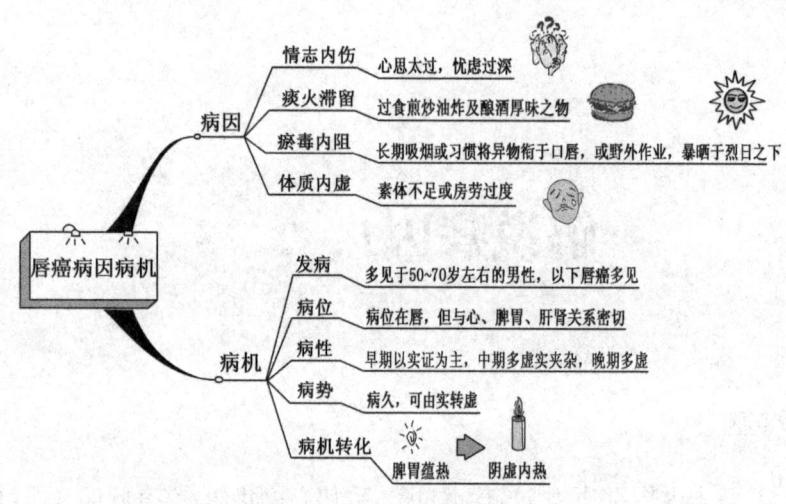

图 4-1　唇癌的病因病机

中医治病，先要辨证

1. 心脾火炽

唇肿坚硬，形似蚕茧，覆盖痂皮或溃烂、疼痛，时流血水，灼痛色红，进食困难，面红，心烦，口渴，尿黄，舌质红，苔黄，脉数或细。治以清火解毒，养阴生津，方以清凉甘露饮加减。

2. 脾胃实热

唇红，肿块突起，灼热疼痛，燥裂，伴口渴，便秘，尿黄，舌苔黄，脉滑数。治以通腑泄热，解毒化痰，方以凉膈散合清胃散加减。

3. 瘀毒壅阻

肿物暗红，疼痛不已，口干唇燥，干裂出血，心烦难眠，大便干结，小便黄赤，舌质黯红甚或红绛，或舌边尖有瘀点瘀斑，舌下络脉迂曲，脉弦数。治以活血化瘀，清热解毒，方以桃红四物汤合犀黄汤加减。

4. 阴虚火旺

肿块溃烂,色紫暗不鲜,疼痛如火燎,流血水,颧红,五心烦热,盗汗,舌质红绛,无苔,脉细数。治以滋阴降火,解毒消肿,方以知柏地黄丸加减。

5. 气血两虚

病至晚期,肿物累及全唇或下颌骨,消瘦无力,心悸气短,纳呆口淡,动则自汗、气促,面色苍白,舌质淡,苔薄白或少苔,脉细弱或虚大无根。治以益气养血,扶正固本,方以八珍汤、大补阴丸加减(图4-2)。

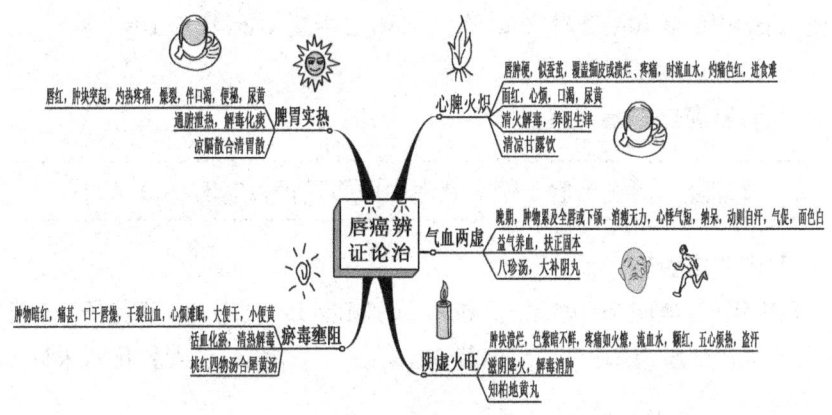

图 4-2 唇癌的辨证论治

唇癌的大医之法

大医之法一:解毒活血散结方

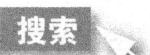

(1) 滕伟验方

药物组成:蒲公英30g,地丁30g,双花30g,菊花15g,天葵子20g,栀子

10g,连翘15g,黄芩10g,黄柏10g,白花蛇舌草30g,半边莲15g,半枝莲15g,生地25g,玄参25g,麦冬25g,三棱15g,莪术15g,象贝母10g,山慈姑25g。

功效:清热解毒,佐以养阴、活血、软坚、化痰、散结。

主治:唇癌毒滞血瘀型。

> [滕伟,等.清热解毒法治疗唇癌一例.黑龙江中医药,1997,5:40]

(2)曹湘陵验方

药物组成:天丁10g,地丁10g,土贝母10g,炮山甲10g,生赭石15g,浙贝15g,银花10g,蒲公英10g,蚤休10g,生龙骨15g,生牡蛎15g,玄参10g,生地15g,白晒参10g,黄芪20g,陈皮10g,法半夏10g,甘草10g。

功效:解毒散结,益气养阴。

主治:唇癌热毒壅结型。

> [曹湘陵.唇癌治验1例.湖南中医药导报,1995,1(4):50]

(3)老中医验方

药物组成:熊胆3g,冰片3g,雄黄3g,硼砂3g,血竭3g,葶苈子3g,沉香3g,乳香3g,没药3g,珍珠9g,牛黄6g,麝香6g,蟾酥6g(入乳化),朱砂6g。研末外敷。

功效:清热解毒,行气化瘀,软坚散结。

主治:唇癌毒滞血瘀型。

> [杨柱星.中华名老中医治癌效方集成.南宁:广西民族出版社,1999:394]

大医有话说

滕伟认为本病病位在口唇,尤其以心、脾、肾三脏受损关系密切:脾湿痰凝、胃火结毒、乘足阳明胃经而冲发留注于唇;心火亢盛,母病及子,传之于脾,加之思虑伤脾,亦致使心火煎熬脾湿,痰火内生,循经注唇;心火亢于上则肾水亏于下,肾水枯竭,不济心火,沿足少阴肾经上乘舌本通口,口唇失荣而发为茧唇。故以清热解毒、养阴、活血、软坚、化痰、散结立法。方中蒲公英、地丁、菊花、双花、天葵子、白花蛇舌草、半边莲、半枝莲、栀子、连翘、黄芩、

黄柏均为清热解毒药,由五味消毒加味,起清热解毒之效。生地、麦冬、玄参均为养阴清热药,三者即为增液汤,可增加机体体液,使脉细数、舌黯红等阴虚之证得以缓解。山慈姑、象贝母、三棱、莪术均有化痰软坚、散结、活血之效。上述药物共同发挥抗癌作用。曹湘陵认为癌症初期,多以邪毒为盛,加之使用放疗,在攻邪的基础上更伤气阴,使得出现邪气盛而正气伤的局面,故曹湘陵以生地、玄参、白晒参、贝母、黄芪滋阴益气生津,保护正气;再加用天丁、地丁、穿山甲、蒲公英、生龙骨、生牡蛎、蚤休等清热解毒,软坚散结消肿。诸药合用,起到解毒散结,益气养阴之效。临床运用,在接受放疗的同时使用中药,不仅正气不虚,而且还加速瘤体脱落。杨柱星收集前人验方,本方乃治疗毒聚血瘀型唇癌之有效验方。本方诸药共研细末,药汁为丸,绿豆大小,金箔为衣。用陈醋化开外敷,日行2次,屡试屡验。

大医之法二:清脾胃热方

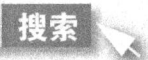

(1)陈炳旗验方

药物组成:北沙参9g,八角莲9g(研粉分吞),红藤9g,白芷9g,丝瓜络9g,半边莲30g,石膏30g,白英30g,忍冬藤15g,白茅根15g,仙鹤草15g,甘草6g。

功效:清热解毒,佐以化瘀消肿止血。

主治:唇癌脾胃伏火型。

[陈炳旗.口唇肿瘤治验.浙江中医学院学报,1985,6:9]

(2)谷铭三验方

药物组成:木通20g,蜈蚣2条,黄连15g,竹叶20g,地丁30g,半边莲30g,雄黄1g。

功效:解毒泻火,软坚散结。

主治:唇癌脾胃火炽型。

[谷言芳,等.谷铭三治疗肿瘤经验集.上海:上海科学技术出版社,2002:18]

大医有话说

　　陈炳旗认为唇癌的发生发展与平时日常生活习惯有极大关系,素日喜食肥甘厚腻及煎炸之品,容易导致脾胃虚而痰湿内蕴、湿热内阻,痰、热互相搏结内火伏于脾胃。再加之日常嗜烟酒,致唇之气血不畅,瘀毒壅阻头面,集聚于口唇而成。陈炳旗方中石膏、白英、半边莲清热解毒,消肿、抗肿瘤;丝瓜络疏通经络,使气血得畅;北沙参养阴生津;八角莲祛瘀止痛,消肿散结。诸药合用数十剂,黑色硬皮层脱落,不痛,上下唇趋于柔软。谷铭三认为唇为脾之外候。心脾胃火内炽,火毒上结于唇则生茧唇,即唇癌。治疗应以清利中上二焦实火、清热解毒、泻火散结为主。方中黄连味厚气浓,偏于清中上焦湿热,善除心、肝、胃火;木通与竹叶均为苦寒之品,清心降火,两者配伍清心胃之火尤佳;地丁清热解毒,善治无名肿毒、恶疮;蜈蚣善治疮疡肿毒、恶疮溃烂之证,有较强的解毒散结功能;雄黄解毒,主"恶疮"、"毒肿",与蜈蚣配合善消肿毒恶疮;半边莲解毒利水散结;木通、竹叶、半边莲泻火于小肠而出,导热下行,使结于唇部的火毒尽快消散。此方对唇癌有一定疗效。

大医之法三:养阴清热方

搜索

刘炳凡验方

药物组成:太子参15g,首乌15g,生地15g,黄精15g,女贞子15g,沙参10g,丹皮10g,旱莲10g,天葵子10g,蒲黄10g,白芍12g,土茯苓12g,甘草5g,蛇蜕5g(焙),皂角刺炭3g。外用蛞蝓、鼠妇等分,烘干,加少量冰片,研磨极细,撒布癌灶溃烂处。

功效:养阴清热解毒,活血通络化瘀。

主治:唇癌阴伤热炽型。

[李济仁,等.名老中医肿瘤验案辑按.上海:上海科学技术出版社,1990:46]

大医有话说

本案病理确诊为鳞状细胞癌,术后复发转移。瘤大如覆杯,翻花如石榴,溃烂疼痛,伴见口干面痛,进食困难,溲黄便秘。乃脾胃心肝火炽,热毒灼伤肾阴,脉络瘀阻所致。舌红苔黄,脉细弦数,乃热炽阴伤之证。故拟养明清热解毒,活血化瘀,内外合治为法。内服方用土茯苓入肝胃二经以清热解毒,入络搜剔湿热之蕴毒,治"恶疮痈肿";天葵子入脾经以清热解毒,消肿散结,排脓定痛;生地、丹皮、蒲公英入心肝二经以清热解毒,凉血行瘀,消痈疮毒,且生地、丹皮又入肾经以滋阴补水;蛇蜕入肝脾二经,以毒攻毒,消恶疮肿,诸药合用,共达祛邪之功;辅以何首乌、女贞子、旱莲草、白芍、太子参、黄精、沙参以滋补肾水,补脾生血,共奏扶正之功。肾水补,脾血生,则火自除,热自清,瘀自化。佐皂角刺引药直达病所,以建消肿托毒排脓之功,因其性锐力利,故炒炭为续其性。外用方以蛞蝓、鼠妇等份烘干,加冰片少许,研末外敷,以消肿敛疮,生肌止痛。

第 5 章 脖子有肿块，警惕甲状腺癌

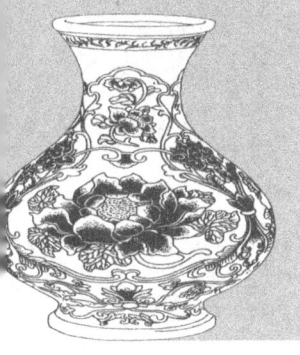

甲状腺癌是最常见的甲状腺恶性肿瘤，是来源于甲状腺上皮细胞的恶性肿瘤，是发生于甲状腺滤泡上皮、滤泡细胞及甲状腺间质的恶性肿瘤，占全身恶性肿瘤的1.3%~1.5%，且有增长趋势。患本病者女性为男性的2~3倍，可发生在各个年龄组，但在7~20岁和40~50岁各出现小高峰。甲状腺癌早期临床表现不明显，偶尔发现颈部甲状腺有质地较硬而高低不平的肿块，多无自觉症状，颈部肿块往往为非对称性硬块。肿块易较早引起压迫症状，如伴有声音嘶哑，呼吸不畅，吞咽困难，或局部压痛等压迫症状，颈静脉受压时，可出现患侧静脉怒张与面部水肿等体征。特别是甲状腺肿大伴有一侧声带麻痹时，为甲状腺癌的特征之一。本病属于祖国医学的"瘿病"范畴。唐代孙思邈将瘿瘤分为五瘿六瘤，石瘿为五瘿之一。

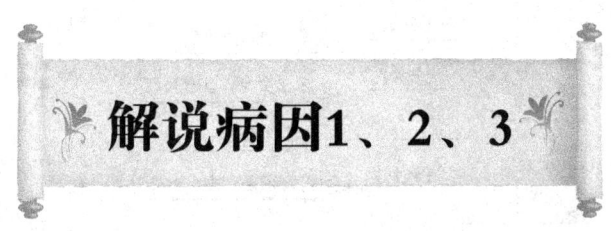

解说病因1、2、3

1. 病因

(1) 外邪侵袭：即感染"山岚水气"，主要指水中、土壤中缺碘或含碘量过高，在此环境中生活，造成脾虚及水湿内生，痰聚而成块，蕴久变毒，发为石瘿。

(2) 饮食内伤：身居高原、丘陵和山区，水土失宜，饮食失调，纳入不足，脾胃无以化生，水聚成痰，痰气瘀阻，渐成瘿肿。

(3) 情志抑郁：长期的郁怒、忧虑，气结于肝，肝气犯脾，则脾虚湿生，肝郁亦化火，火炼津液而生痰，痰凝而成块，留于颈前，发为本病；另外肝郁久则气滞血瘀，痰瘀互结，亦发本病。

(4) 房劳不节：房劳过度，致肝肾阴虚，虚火上炎，炼液为痰，结于颈前，发为瘿病。

2. 病机

(1) 发病：多发于女性，可发生在各个年龄组，但在7~20岁和40~50岁各出现小高峰。

(2) 病位：本病病位在甲状腺，但与脾、肝、肾关系密切。

(3) 病性：本病属虚实夹杂，早、中期皆以局部邪实表现为主，晚期以全身虚损为主。

(4) 病势：病初多实，病久，可由实转虚。

(5) 病机转化：甲状腺癌的发生与肝脾肾三脏失调有关，总属虚实夹杂证。外因六邪，内因七情忧恚怒气，湿痰瘀滞或情志不畅，伤及肝脾，肝郁化火，脾虚生湿，火炼液而生痰。病机以气滞、痰凝、血瘀为主。病情进一步发展,伤及肝肾,致肝肾阴虚,病机转化为阴虚,虚火上炎;晚期,耗伤气血,而表现为气血亏虚(图5-1)。

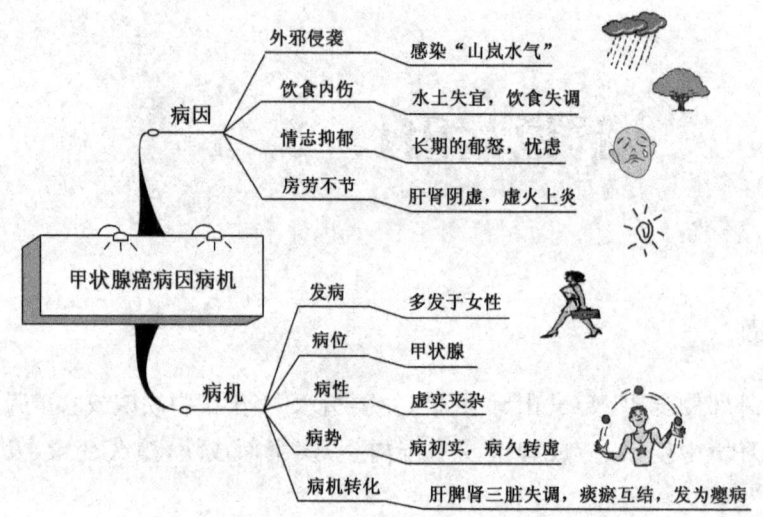

图5-1 甲状腺癌的病因病机

中医治病,先要辨证

1. 肝郁痰凝

瘿囊内有肿块,质中或质硬,皮色如常,无痛,生长缓慢,伴性情急躁或郁闷不舒,胸胁胀满,口苦咽干,食少纳呆,颈部脊核,大便干结,舌淡红,苔薄白或薄黄腻,脉弦滑。治以疏肝解郁,化痰散结,方以海藻玉壶汤合开郁散加减。

2. 痰湿内蕴

颈前部肿块或结节,随吞咽而上下活动,或胸闷不适,食少纳呆,苔薄白或白腻,脉滑。治以化痰软坚,方以内消瘰疬丸加减。

3. 痰毒瘀阻

瘿囊肿物，生长速度快，坚硬如石，凹凸不平，边界不清，推之不动，或有轻度疼痛，或有皮肤青筋显露，或有声音嘶哑，呼吸不畅，面色晦暗，神疲乏力，舌质黯红或舌红伴有瘀点瘀斑，舌下络脉迂曲粗大，苔薄黄，脉弦滑数。治以化痰解毒，活血散结，方以散肿溃坚汤合犀黄丸加减。

4. 阴虚火旺

晚期患者或经放疗，手术后复发，肿块坚硬如石，推之不移，局部皮肤紫暗，形体羸瘦，皮肤枯槁，头晕耳鸣，腰膝酸软，五心烦热，声音嘶哑，舌体瘦小，舌质红，少苔或花剥苔，脉沉细数。治以滋阴降火，软坚散结，方以调元肾气丸加减。

5. 气血两虚

晚期患者，神疲乏力，心悸气短，面色无华，自汗盗汗，头晕目眩，肿块较大，坚硬如石，呼吸不畅，声嘶懒言，舌质淡，苔白，脉沉细无力。治以益气养血，化痰散结，方以香贝养荣汤加减（图5-2）。

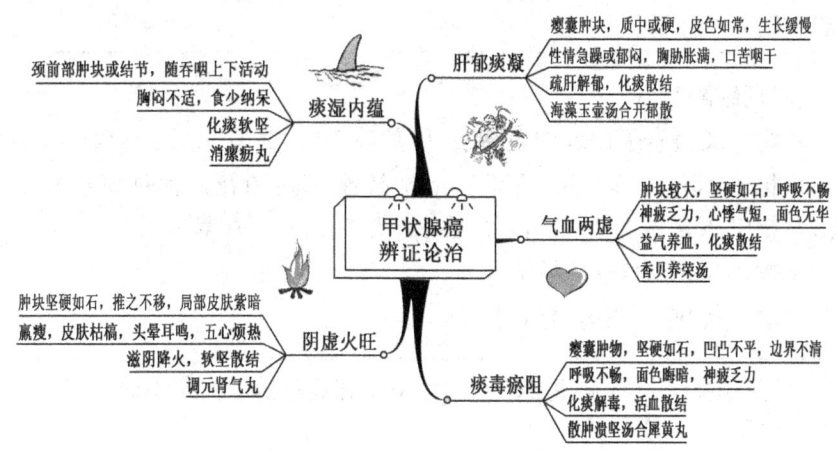

图 5-2　甲状腺癌的辨证论治

甲状腺癌的大医之法

大医之法一：滋阴补气清虚热方

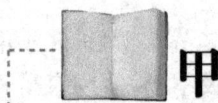

(1)倪森邦验方

药物组成：沙参30g,麦冬15g,生地15g,玄参15g,白芍10g,生牡蛎30g,当归10g,夜交藤30g,枣仁15g,炙远志6g,太子参15g,黄芪30g,制首乌15g,茯苓15g,莲子心6g。

功效：滋阴潜阳,补气益血,养心宁神。

主治：甲状腺癌肝肾阴虚型。

［倪森邦.6例甲状腺癌中西医结合治疗体会.现代中西医结合杂志,2003,12(5):511］

(2)周维顺验方

药物组成：黄柏12g,知母12g,炒黄芩12g,麦冬9g,北沙参9g,葛根12g,枸杞子15g,猪苓15g,茯苓15g,半枝莲30g,白花蛇舌草30g,黄药子12g,炙鳖甲30g,法半夏12g,广木香6g,大枣20g,生甘草10g。

功效：滋阴降火,软坚散结。

主治：甲状腺癌阴虚内热型。

［吴敏华.周维顺主任医师治疗甲状腺癌经验.河南中医,2007,27(2):22］

(3)老中医验方

药物组成：黄芪60g,党参30g,露蜂房10g,郁金20g,海藻10g,蚤休10g,山豆根10g,瓦楞子30g,仙鹤草60g,土贝母30g,鳖甲15g,全蝎10g。同时服用平消丹。

功效：补气化瘀，败毒散结。

主治：甲状腺癌正虚毒伤型。

[杨柱星,等.中华名老中医治癌效方集成.南宁：广西民族出版社,1999:186]

大医有话说

倪森邦教授认为甲状腺肿块不论是良性还是恶性都应该争取早期手术，术中做肿块病理切片明确诊断。另外，甲状腺癌不论手术治疗、放射治疗或者化疗，患者都会大伤元气，配合中医中药必然会收到意想不到的疗效。用中医传统方法扶正固本培元，益气补血，滋阴潜阳，养阴生津，会使身体已处于虚弱状态的患者快速恢复。方中以一贯煎加减为基础，沙参、麦冬、生地、玄参滋阴生津；白芍、生牡蛎平肝潜阳；当归、夜交藤、枣仁、炙远志养血安神；太子参、黄芪、首乌益气补血安神；茯苓、莲子心交通心肾，安神益智。诸药共奏滋阴潜阴，补气益血，养心宁神之功。周维顺周老认为肿瘤是全身性的疾病，甲状腺癌患者即使手术治疗也会有部分"邪气"残留机体，成为复发的根源，故周老主张术后或放疗后长期服用中药治疗。方中麦冬、沙参、鳖甲滋阴生津。知母清热下火，黄柏走至阴，有泻火补阴之功，得知母滋阴降火。白花蛇舌草、黄药子、半枝莲清热解毒抗癌。诸药合用，具有滋阴降火，软坚散结之功，适用于阴虚内热型患者。杨柱星等收集治疗甲状腺癌正虚毒伤型的名老中医验方，配服平消丹以五灵脂、干漆散瘀活血，攻坚破积，止痛消结，郁金疏肝解郁，消炎解毒，利胆除烦；大硝消坚化瘀，推陈出新；制马钱子通络除湿，祛毒肿，提神补脑，通血脉；仙鹤草、枳壳强心补肾，利气宽肠，消痞疏滞，活血止血。七种药综合有攻坚破积蚀腐肉，解毒强心，利气止痛，健胃养血，健脾理气之功。另外，方剂中以四海舒郁丸之意化裁，海藻、昆布、海蛤粉、瓦楞子、牡蛎为消瘿软坚散结之要药。

大医之法二：化痰散结祛瘀方

搜索

(1)周维顺验方1

药物组成：半枝莲30g,白花蛇舌草30g,蒲公英30g,山海螺30g,黄药子

12g,苍术12g,白术12g,党参12g,茯苓12g,灵芝30g,生薏苡仁30g,炒薏苡仁30g,浙贝母12g,胆南星6g,天竺黄6g,法半夏12g,瓜蒌皮30g,佛手片12g,鸡内金12g。

功效:健脾理气,化痰散结。

主治:甲状腺癌痰湿凝结型。

[吴敏华.周维顺主任医师治疗甲状腺癌经验.河南中医,2007,27(2):22]

(2)周维顺验方2

药物组成:半枝莲30g,白花蛇舌草30g,山豆根6g,海藻15g,黄药子12g,法半夏12g,天竺黄6g,胆南星12g,花槟榔9g,枳壳12g,郁金9g,丹参30g,川芎12g,莪术12g,王不留行12g,炙鳖甲30g,灵芝30g,生薏苡仁30g,炒薏苡仁30g,炒谷芽15g,炒麦芽15g。

功效:理气化痰,散瘀破瘀。

主治:甲状腺癌痰瘀互结型。

[吴敏华.周维顺主任医师治疗甲状腺癌经验.河南中医,2007,27(2):22]

(3)周仲瑛验方

药物组成:醋柴胡5g,炙鳖甲15g(先煎),炮山甲10g(先煎),地鳖虫5g,桃仁10g,山慈姑15g,制南星15g,猫爪草25g,漏芦15g,白毛夏枯草15g,炙僵蚕10g,泽漆15g,牡蛎25g(先煎),海藻10g,玄参10g,炙蜈蚣3条,守宫3g,南沙参10g,北沙参10g,天冬10g,麦冬10g,天花粉10g,生黄芪15g,龙葵20g,半枝莲20g,白花蛇舌草20g,八月札12g,炒白芥子10g,路路通10g,青皮10g,皂角刺6g。

功效:清热解毒,化痰祛瘀,疏肝散结,益气养阴。

主治:甲状腺癌痰热瘀毒型。

[马骅,等.周仲瑛运用复法大方治疗甲状腺癌淋巴转移验案1则.江苏中医药,2010,42(1):43]

(4)谷铭三验方1

药物组成:夏枯草30g,山慈姑30g,僵蚕30g,牡蛎30g,浙贝母30g,薏苡仁30g,茯苓40g,猪苓30g,姜半夏20g,陈皮15g,太子参15g。

功效:健脾利湿,化痰软坚。

主治:甲状腺癌痰湿凝聚型。

[谷言芳,等.谷铭三治疗肿瘤经验集.上海:上海科学技术出版社,2002:220]

(5)谷铭三验方2

药物组成:海藻30g,夏枯草30g,僵蚕20g,牡蛎30g(先煎),浙贝母30g,黄药子20g,薏苡仁50g,茯苓30g,猪苓30g,莪术20g,七叶一枝花20g,桃仁10g,红花20g,当归15g,赤芍15g。

功效:化痰祛瘀,清热散结。

主治:甲状腺癌痰凝血瘀型。

[谷言芳,等.谷铭三治疗肿瘤经验集.上海:上海科学技术出版社,2002:221]

(6)老中医验方

药物组成:白花蛇舌草30g,半枝莲30g,牡蛎30g,丹参30g,海藻15g,夏枯草15g,玄参15g,丹皮15g,赤芍15g,半夏15g,柴胡9g,桔梗9g,川贝9g,厚朴9g,挂金灯9g。

功效:散结消肿,解毒活血。

主治:甲状腺癌痰湿交阻型。

[杨柱星,等.中华名老中医治癌效方集成.南宁:广西民族出版社,1999:187]

大医有话说

周维顺对痰湿型和痰瘀型甲状腺癌都予以理气化痰散结之法,方中用苍术、白术、茯苓、薏苡仁健脾益气;党参、灵芝、山海螺补中益气;半枝莲、白花蛇舌草、黄药子、山豆根、胆南星、莪术、蒲公英、王不留行清热解毒,抗癌消肿;半夏、天竺黄、瓜蒌皮健脾燥湿,化痰散结;配鸡内金、山楂、麦芽等健运脾气之品。周老在治疗时,特别强调顾护脾胃,脾胃功能的强弱影响到气血的生化,直接关系到中药的有效吸收,且清热解毒抗癌中药多伤脾胃,故周老临证用药多加炒谷芽、炒麦芽、鸡内金、六神曲、陈皮、焦山楂等以助运化,且缓攻缓补之本意亦即不伤脾胃之气。周仲瑛认为癌毒伤正为病变之源,癌毒走注为传变之因,癌毒猖獗,致病乖戾,正气难敌;癌毒易伤正气,累及五脏,终损气血阴阳,其中以气阴两虚最常见。在治疗癌症时要以祛除癌毒为要,在此基础上,确立了"抗癌解毒,祛邪扶正"的基本治则,倡导"祛毒即是扶正"、"邪不去,正更伤",强调"抗癌祛毒"之法在治疗肿瘤中的主导作用。本方以祛邪为主,以抗癌解毒为总纲,分别以山慈菇、泽漆、漏芦、法半夏、制南星、牡蛎、炒白芥子、大贝母、海藻、皂角刺化痰软坚散结以消癌;白毛夏枯草、龙葵、白花蛇舌草、肿节风、漏芦、猫爪草、半枝莲清热解毒以消癌;炮山甲、地鳖虫、桃仁活血化瘀以消癌;炙蜈蚣、炙僵蚕、露蜂房、守宫等虫类药以毒攻毒以消癌。患者咽喉不利,声音嘶哑,周老则加用蚤休、山豆根、凤凰衣以消肿利咽,这三味药同样具有清热解毒之功。以上诸药经现代药理研究证实大多含有抗癌成分。玄参、天花粉、炙鳖甲养阴清热,还能软坚散结消肿,而玄参为周老爱用之利咽要药。天冬、麦冬、南沙参、北沙参、生黄芪、知母益气养阴,以扶助正气。癌症患者正气虚弱,益气容易壅滞气机,故周老以醋柴胡、八月札、青皮疏肝理气,肝气条达,则胃气和,纳食馨。路路通为引经药,"大能通十二经穴",主要针对患者腋胀而用。纵观全方,虽然药味较多,但井然有序,各司其功,故收效显著。谷铭三在治疗甲状腺癌患者常以疏肝散结,健脾化痰类药物进行治疗。多以逍遥散或血府逐瘀汤为基础,加用浙贝母、黄药子、山慈菇、莪术、海藻等治疗。其中黄药子"消瘿解毒",配消痈散结的山慈菇,清热化痰散结的海藻,为治疗甲状腺癌的常用配伍。杨柱星等收集治疗甲状腺癌痰湿交阻型的老中医验方,方中柴胡疏肝气,散郁火,解郁毒;丹参、赤芍、丹皮活血通络,血活而不瘀,热毒得散;白花蛇舌草、半枝莲清热消肿解毒;桔梗、挂金灯宣肺利咽开窍;海藻、夏枯草软坚散结,以助毒散;玄参滋阴降火,退虚热。诸药合用,共奏疏肝清热解毒,化瘀软坚散结之功。

大医之法三:疏肝解郁方

搜索

(1)周维顺验方

药物组成:柴胡12g,芍药12g,枳实12g,炙甘草6g,蒲公英30g,猫人参

30g,天葵子 15g,黄药子 12g,猪苓 15g,茯苓 15g,生薏苡仁 30g,炒薏苡仁 30g,灵芝 30g,焦山楂 15g,鸡内金 12g。

功效:疏肝理气,消瘿散结。

主治:甲状腺癌肝气郁结型。

[吴敏华.周维顺主任医师治疗甲状腺癌经验.河南中医,2007,27(2):22]

(2)谷铭三验方

药物组成:当归 15g,白芍 20g,柴胡 15g,茯苓 15g,白术 15g,薄荷 10g,海藻 30g,夏枯草 30g,山慈姑 20g,僵蚕 30g,玄参 30g,白花蛇舌草 40g,甘草 10g。

功效:疏肝解郁,软坚散结。

主治:甲状腺癌肝郁气滞型。

[谷言芳,等.谷铭三治疗肿瘤经验集.上海:上海科学技术出版社,2002:220]

大医有话说

周维顺治疗肝气郁结型甲状腺癌是以四逆散加清热解毒类抗肿瘤药为方,治以疏肝理气,消瘿散结。谷铭三认为甲状腺癌产生的原因是郁怒忧虑,痰湿凝结。肝主疏泄,性喜条达,情志郁闷,肝失条达,则气郁内结,久之气滞血瘀;肝旺侮土,脾不化津,湿痰内生,气郁、血瘀、痰湿互结,循任脉上逆,流注喉旁,化为瘤体,治宜理气解郁,化痰软坚。方中夏枯草、海藻咸寒,清热化痰,软坚散结;柴胡疏肝理气;茯苓、白术健脾益气;僵蚕、山慈姑、白花蛇舌草清热解毒。全方共奏清热化痰,软坚散结之功,瘤体自消。

第6章 远离食管癌，管好嘴巴很关键

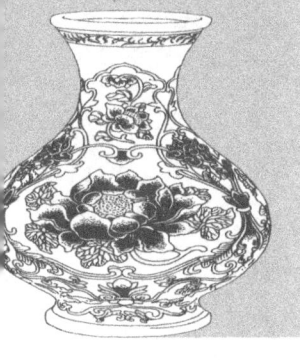

食管癌是原发于食管的癌瘤，主要包括鳞癌、腺癌、未分化小细胞癌、癌肉瘤等，是严重威胁生命的疾病。多数学者认为食管癌是由环境中的致癌因素引起，包括亚硝胺类化合物和真菌毒素。食物中缺乏某些微量元素如钼、铁、锌、氟可能起间接促癌作用。吸烟、饮酒也是病因之一。食管损伤、食管疾病以及食物刺激作用引起食管损伤及某些食管疾病亦能促发食管癌，患有腐蚀性食管灼伤和狭窄、食管贲门失弛缓症、食管憩室或反流性食管炎的人群，比一般人群发病率要高。另外也有研究表明食管癌的发生具有一定的遗传因素，食管癌的发病常表现为家族性聚集。食管癌的发生部位以中段最多，下段次之，上段最少，发病主要表现为吞咽食物哽咽感，吞咽疼痛，胸骨后疼痛，食管内异物感等。本病相当于祖国医学中的"噎膈"、"反胃"、"关格"等范畴。

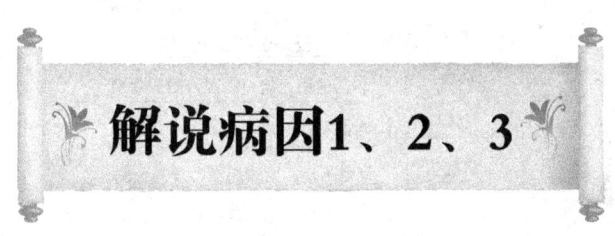

解说病因1、2、3

1. 病因

(1) 外感邪毒：六淫邪毒内侵，正气不足以驱邪，致使外邪直驱入胸膈，扰乱气机，阻于食管，日久而发噎膈。

(2) 饮食不节：嗜食腌制熏烤之物或进食过热、过快，刺激食管，损伤络脉，久而食管受损；过食辛香燥热之品，积热消阴，津伤血燥，日久瘀热痰凝，阻于食管，久而食管狭窄，而发本病。

(3) 情志内伤：忧思则气结伤脾，暴怒则气逆不降。忧思伤脾，脾失健运，津液失布，聚湿生痰，气结则津、血不行，痰气交阻，阻于食管，而见吞咽困难；怒而伤肝，肝失条达，气逆不行，日久可致津液、血液运行不畅而成痰、瘀、气，痰瘀互结，毒聚于食管而发本病。

(4) 脏腑失调：脏腑阴阳失调，正气虚损是患病的主要内在原因。嗜烟及酒日久、热伤津液、房事不节、年高体弱或久病失治，均可致气血不足，阴津耗损，食管失于濡养，久而发为本病。

2. 病机

(1) 发病：本病以缓慢发病为多。

(2) 病位：本病病在食管，但与脾、肝、肾密切相关。

(3) 病性：本病的性质是本虚标实，气血、津液、脾肾虚为本，气滞、血瘀、痰凝、燥热为标。

(4) 病势：初起多以标实为主，中期虚实夹杂，晚期则以本虚为主。

(5) 病机转化：病程短者多因脏腑功能失调，而致气滞、痰浊、瘀血、燥热内生，毒邪凝滞形成痰气交阻，痰热交结为患；病程较长者，气滞血瘀痰凝，经久不化或毒热内炽耗伤阴津,病机转化为阴津亏耗气血两伤,毒瘀互结。病程长者,以虚为主,病程短者,以实为主(图6-1)。

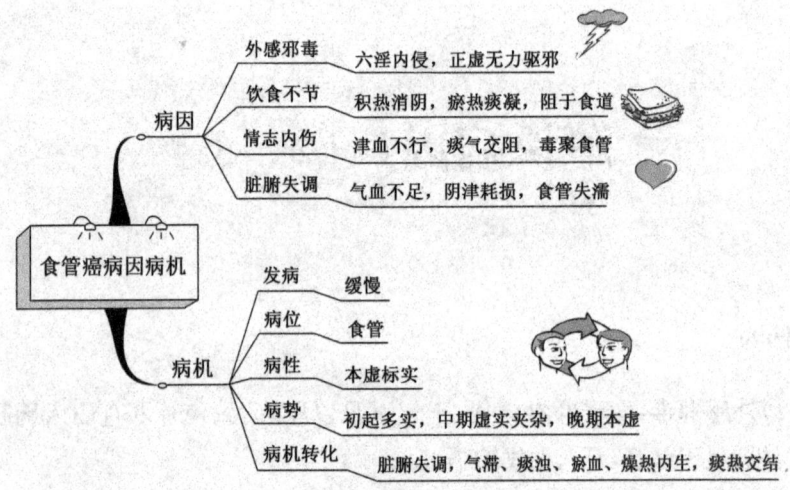

图6-1 食管癌的病因病机

中医治病,先要辨证

1. 肝郁气滞

胸胁胀痛,头晕目眩,吞咽不畅,嗳气不适,泛吐清涎,食欲不振,咽部不适,舌质黯红,苔薄白或薄黄,脉细弦。治以疏肝理气,方以柴胡疏肝散或开郁散加减。

2. 痰气交阻

吞咽梗阻,胸膈痞闷,痰涎黏稠,嗳气则舒,口干咽燥,大便不畅,舌红,苔薄腻或白腻,脉弦滑。治以开郁、化痰、润燥,方以启膈散或旋复代赭石汤加减。

3. 津亏热结

吞咽梗死疼痛,固体难以入下,汤水可下,唇焦舌燥,口干咽燥,形体消瘦,五心烦热,入夜盗汗,大便干涩,小便黄赤,舌质红干或红绛,舌苔黄薄或带裂纹,脉弦细数。治以清热解毒,滋养津液,方以五汁安中饮加味或增液解毒汤,或归芍地黄汤加减。

4. 瘀血内结

胸膈疼痛,食不得下而复吐出,甚者入水亦吐,吞咽困难,形体更为消瘦,肌肤甲错,大便坚如羊粪,或吐出物如赤豆汁,舌质青紫或有瘀点瘀斑,舌苔黄微腻,脉沉涩。治以活血化瘀,滋阴、养血、解毒,方以复元活血汤合参赭培气汤加减或通幽汤加减。

5. 脾虚痰湿

噎哽严重,痰涎壅盛,浊气上逆,病日长久,时有呕恶,消瘦乏力,面色苍白或萎黄,或形寒气短,或胸背疼痛,或声音嘶哑,形体枯瘦,自汗不止,舌质黯,苔白腻或灰腻,舌胖边有齿痕,脉滑细而无力。治以健脾益气,涤痰解毒,方以保元汤合开关利膈丸加减,或香砂六君子汤加减。

6. 气虚阳微

长期饮食不下,噎塞梗阻,消瘦无力,泛吐清涎及泡沫,面色㿠白,精神疲乏,足面部浮肿,腹胀。舌淡,苔薄白,脉虚细无力。治以温补脾肾,方以温肾用右归丸,温脾用补气运脾汤加减(图6-2)。

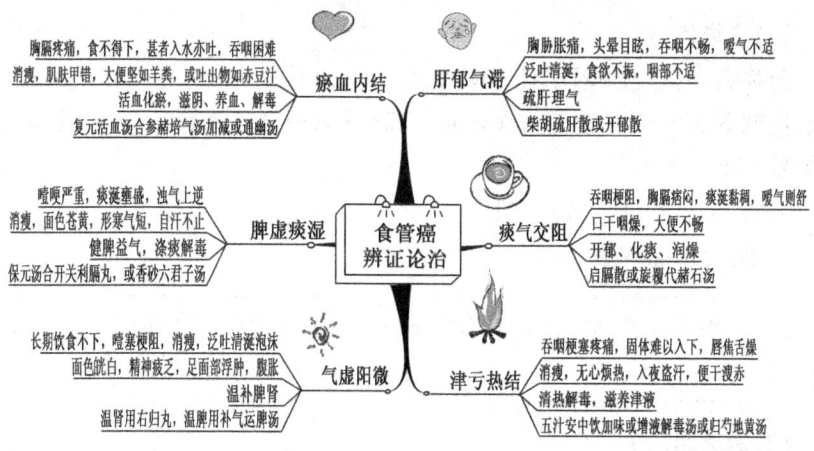

图6-2 食管癌的辨证论治

食管癌的大医之法

大医之法一：健脾化痰散结方

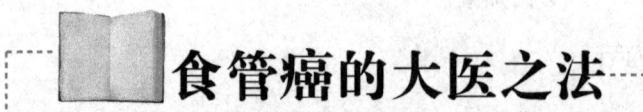

(1) 李建生验方

药物组成：生黄芪 30g，人参 10g，白术 15g，茯苓 10g，干蟾皮 6g，灵芝 30g，天龙 10g，蜂房 10g，冬凌草 30g，白花蛇舌草 30g，半枝莲 15g，山慈姑 15g，黄药子 15g，女贞子 30g，菟丝子 30g，枸杞子 30g，生麦芽 30g，鸡内金 30g，陈皮 10g，半夏 10g，生薏仁 30g，代赭石 30g。

功效：健脾祛湿，化痰散结。

主治：食管癌脾虚痰湿型。

[崔永玲. 李建生治疗食管癌的经验. 北京中医，2005，24(5)：269]

(2) 李华验方

药物组成：守宫 9g，水蛭 10g，急性子 10g，甘草 10g，黄药子 12g，山慈姑 12g，代赭石 30g，冬虫夏草 6g(分冲)，沉香 6g(分冲)，蚤休 20g，威灵仙 15g，姜半夏 15g。

功效：化痰散结，解毒利咽。

主治：食管癌脾虚痰湿型。

[李华. 龙蛭通噎汤治疗食管癌 110 例. 安徽中医学院学报，1997，16(6)：34]

(3) 谢远明验方

药物组成：枳朴六君子汤，乌蛇 10g，土鳖虫 10g，全蝎 10g，当归 10g，番泻叶 10g，生薏仁 30g，肉苁蓉 30g，蜈蚣 2 条。

功效：理气健脾，活血化瘀。

主治:食管癌脾虚气滞型。

[杨承祖.谢远明主任医师运用枳朴六君子汤治疗食管癌经验.陕西中医,2000,21(8):359]

(4)李丛煌验方

药物组成:党参15g,白术15g,茯苓20g,陈皮6g,木香6g,砂仁6g,急性子10g,威灵仙15g,元胡12g,白芍15g,野菊花15g,蒲公英20g,杏仁10g,谷麦芽15g,焦山楂15g,神曲15g。

功效:健脾益气,化痰散结。

主治:食管癌脾虚痰瘀型。

[李丛煌,等.益气化痰活血法治疗食管癌探讨.北京中医药,2010,29(10):766]

大医有话说

李建生认为情志不畅,忧思则伤脾,脾失健运,聚湿成痰,痰气相搏,阻于食管或恼怒伤肝,肝气郁结,气滞则血瘀,瘀血阻于食管或年老肾虚,纵欲太甚,真阴亏损,阴虚液竭,食管干涩;肾气虚失于温煦,伤及脾胃,运化失常,痰瘀互结,阻于食管而成噎膈。食管癌是因虚致实,虚实夹杂,多为本虚标实病。本虚指津枯血燥;邪实指气滞、痰凝。病位在食管,病变脏腑关键在胃,与肝脾肾关系密切。"治病必求于本",治宜以"扶正固本"为主,健脾生血、补肾益精,兼以"攻邪抑瘤"。方中生黄芪、人参、白术、茯苓、灵芝扶正固本,益气健脾,以滋生化之源;现代研究表明,人参皂苷、黄芪多糖具有免疫调节、抗肿瘤作用。灵芝提高吞噬细胞的吞噬功能,增强免疫力。生麦芽、鸡内金消食和中,生化气血,鸡内金还有软坚活血作用。女贞子、菟丝子、枸杞子补肾益脾,增加人体抗癌作用。白花蛇舌草、半枝莲、冬凌草、山慈姑、黄药子清热解毒、软坚散结抗癌;天龙、蜂房、干蟾皮是以毒攻毒药。诸药配合扶正祛邪,扶正不碍邪,祛邪不伤正,清补兼施,相辅相成,顾护肝、脾、肾三脏,故能平衡脏腑阴阳,在临床上取得满意疗效。李华认为体内正气不足是食管癌的发病基础,加之情志失调、饮食不节等,致瘀毒内生、痰气互结而成。方中守宫即壁虎,亦称天龙,开道通以消哽噎;水蛭味咸且苦,其咸以散结,苦以通泄,能逐瘀滞而溶癌赘;急性子有开通之能,透骨软坚;山慈姑味辛以散结,泻火解毒;蚤休味苦而气寒,解毒消肿;黄药子主痰血瘀滞,散结解毒。四药合用,消散食管之热结。代赭石"其质重坠,又善镇逆气,降痰涎……"沉香温养诸脏,降逆气而畅胸膈;冬虫夏草扶正补虚,强化脏腑功能;威灵仙化积消瘀,甘草调和诸药。全方共奏化痰软坚,通噎散结之功,用之辄可取效。谢远明认为,思虑伤脾,脾气虚损,气虚推动无力,而致气滞血瘀,瘀久成积,阻滞食管。谢远明运用枳朴六君子汤以治脾虚气滞之病本,配乌蛇、蜈蚣等化瘀通络以治其标。补脾理气、化瘀、通络并举可除顽疾。李丛煌认为食管癌无论在发生、发展的过程中,机体内正虚邪实贯穿于肿瘤发病的全过程。在食管癌发生之初,疾病以邪实为主,治则重在祛邪,兼以扶正,即在化痰活血解毒的同时,佐以健脾益气,固护正气。病至晚期,正气渐虚,脾胃之气渐弱,不堪攻伐,治疗则重在扶正,佐以祛邪之品,宜健脾益气为主,化痰活血解毒为辅。对于已接受手术或放化疗的患者,尽管肿瘤已被切除或控制,但人体正气亦已受到很大程度的损伤,且邪毒未净,肿瘤往往易于发生复发转移,此时,治疗上可予益气健脾为主,辅以化痰活血解毒以祛邪。方中党参、白术、茯苓健脾益气;陈皮、木香、砂仁行气化滞,取补而不滞之意;急性子行气破血,消积止痛;威灵仙消痰水,散癖积,通络止痛,《开宝本草》曰其"主诸风,宣通五藏,去腹内冷滞、心隔痰水久积";蒲公英、野菊花清热解毒;谷麦芽、山楂、神曲健脾和胃消食。诸药合用,共奏健脾益气化痰,活血化瘀解毒之功。灵活运用益气化痰活血法治疗食管癌,在临床上往往可取得良好疗效。

大医之法二:理气化痰散结方

搜索

(1)李修五验方

药物组成:虎七散 4g,山慈姑 30g,山豆根 30g,半枝莲 30g,茯苓 30g,神曲 30g,陈皮 15g,炒卜子 40g,山楂 80g(虎七散由壁虎、三七两味药配制而成,取壁虎 70 条焙干研面,三七粉 50g 拌匀)。

功效:理气、化痰、活血散结。

主治:食管癌痰气交阻型。

[蒋士卿,等.李修五诊治食道癌经验.河南中医药学刊,2000,15(2):7]

(2)裴正学验方

药物组成:生地12g,山药10g,丹皮6g,茯苓10g,泽泻10g,黄连6g,黄芩10g,半夏6g,干姜6g,党参15g,丹参10g,木香3g,草蔻3g,黄芪30g,制乳香3g,制没药3g,穿山甲10g,皂角刺10g。

功效:行气宽中,泻火燥湿,软坚活血。

主治:食管癌痰气交阻型。

[张惠芳.裴正学教授治疗食管癌验案举隅.国医论坛,2003,18(2):11]

(3)陈玉琨验方

药物组成:生地黄15g,熟地黄15g,当归12g,瓜蒌12g,桃仁10g,红花10g,三七10g,守宫4g,炙甘草6g。

功效:理气活血,祛瘀散结。

主治:食管癌气滞血瘀型。

[陈玉琨.晚期食管癌20例的中医治疗.新中医,1998,20(3):35]

(4)谢亮辰验方

药物组成:半枝莲30g,白花蛇舌草30g,刘寄奴30g,金佛草10g,代赭石30g,柴胡10g,香附10g,郁金10g,炒枳壳10g,沙参10g,麦冬10g,元参10g,清半夏10g,丹参10g,开道散3g(开道散由醋紫硇砂1000g,紫金锭1000g,冰片10g,麝香1g组成,研磨成粉)。

功效:清热解毒,理气降逆,活血消癥。

主治:食管癌气滞血瘀型。

[郑鸿志.谢亮辰老中医治疗食管癌的经验.辽宁中医杂志,1986,3:21]

大医有话说

李修五认为本病病理变化的主要因素是痰、气、瘀，发病规律往往从实证到虚证。一般说来，早期多为肝气郁结，或痰瘀气滞；中期多气滞血瘀；晚期则正气衰败。李老认为，就诊于中医的患者多已属中晚期，病必兼瘀血、顽痰及逆气为患，错综复杂，故轻淡之剂多难奏效，也不宜固守一方一药。治疗时，在辨证的基础上，根据病人体质、病期、病程，扶正、消痰、化瘀、解毒、抗癌等多药并用，而有所偏重，且剂量也远大于常量，以期使病势得以扭转，病人生命得以延续。为了加强抗癌效果，李老经验方虎七散，空腹食用，具有解毒抗癌的奇效。神曲、萝卜子、山楂健脾消食；茯苓利水化痰；山慈菇、山豆根、半枝莲助虎七散清热解毒抗癌。裴正学认为食管癌乃痰浊、气滞相互焦着在食管而成，肝肾亏虚正气不足，邪毒乘虚而入，致脾胃功能失常，痰湿内生，或使得肝气逆乱犯脾而成。裴教授治疗痰气交阻型食管癌，是以六味地黄丸、半夏泻心汤、托里透脓散合方，六味地黄汤扶正固本，半夏泻心汤泻火燥湿，行气宽中，托里透脓散软坚活血，扶正散瘀。三方相合，共奏治顽克癌之功效。陈玉琨认为噎膈之证，属于本虚标实。标实指气郁、痰阻、瘀血内结而言，三者往往兼杂互见，难以截然划分；本虚有津亏、血耗、阴损及阳、脾肾俱败之别，此四者层层递进，显示病情日趋加重。在治疗上辨证论治，气滞血瘀型食管癌，陈玉琨运用通幽方为基础，治以理气活血，祛瘀散结。方中生地清热凉血，养阴生津；熟地养阴滋阴，补精益髓；为滋阴的主药。当归活血补血，桃仁、红花活血祛瘀；加味瓜蒌清热化痰，散结消痈；三七活血化瘀，加强活血祛痰之功。攻补适当，掌握分寸，扶正不碍邪，攻邪不伤正。谢亮辰认为忧思恼怒损伤肝脾，热毒入侵，内外合邪，而致气机逆乱，络脉瘀阻，日久成癥。谢老治疗食管癌常用清热解毒，理气降逆，活血消癥。方中白花蛇舌草、半枝莲、金佛草清热解毒，散瘀消肿；刘寄奴破血、止痛止血；配以柴胡、香附疏肝理气；沙参、麦冬益气养阴；另有开道散，消癥通窍，散火解毒。

大医之法三：益气养血散结方

搜索

(1) 阿依贤古验方

药物组成：生地黄15g，熟地黄15g，桃仁9g，当归9g，红花9g，炙甘草

6g,柴胡 9g,升麻 6g,半枝莲 24g,白花蛇舌草 24g,山豆根 9g,延胡索 9g,半夏 9g,牡蛎 24g,龙骨 24g,贝母 10g。鸦胆子乳剂 20ml。

功效:滋阴养血,破结行瘀。

主治:食管癌阴虚血瘀型。

[阿依贤古.通幽汤联合鸦胆子乳剂治疗中晚期食管癌的疗效观察.河北中医,2007,29(6):511]

(2)陈玉琨验方

药物组成:党参 30g,黄芪 30g,白术 15g,茯苓 15g,陈皮 6g,砂仁 6g,甘草 6g,三七 9g,丹参 12g,赤芍 12g。

功效:健脾益气,温阳散结。

主治:食管癌气虚阳微型。

[陈玉琨.晚期食管癌 20 例的中医治疗.新中医,1998,20(3):35]

大医有话说

阿依贤古认为食管癌是由于痰、气、血、瘀交阻食管,故出现食物下咽即发生疼痛且不能通过,甚至食入即吐,水饮难以下咽,此时应滋阴养血,破结行瘀。通幽汤方中生地黄、熟地黄、当归滋阴养血;桃仁、红花活血化瘀;炙甘草缓急止痛,调和药性;柴胡、升麻升举下陷清阳之气。另外鸦胆子乳剂的主要成分为油酸,它能抑制拓扑异构酶活性,从而抑制细胞 DNA 的合成及生长,阻断了癌细胞的增殖。这使得脾胃清阳之气升,气血充盈、瘀血破,则饮食可以下咽,故应用通幽汤联合鸦胆子乳剂治疗中晚期食管癌,可以使汤水未进的患者病情减轻,并且延长了生命,提高了生活质量。陈玉琨认为食管癌后期,主要表现为气虚阳微,面色苍白,不能进食,精神疲惫,故应予以健脾益气,温阳散结法,予以补气运脾汤。方中党参、白术、茯苓益气健脾;砂仁、陈皮健脾和胃,使得营血生化有源;黄芪、甘草益心气,充血脉;丹参、三七活血化瘀,以消瘤体。

大医之法四：疏肝理气方

搜索

杨玉乾验方

药物组成：党参15g，白术15g，枸杞15g，制首乌15g，熟地12g，山茱萸12g，茯苓12g，柴胡12g，郁金12g。

功效：健脾滋肾，疏肝理气。

主治：食管癌肝郁气滞型。

［杨云乾等．健脾滋肾汤治疗食管癌78例．陕西中医，1995，16(1)：3］

大医有话说

杨玉乾认为本病病因系忧虑、积劳、积忧或酒色过度损伤而成。治疗上一般采用破瘀散结、化痰开道等方法。本病主要伤及脾胃，致使运化失职，血脉不通，导致肾阳不足，宜从脾肾入手。拟定健脾滋肾汤，选用党参、白术、茯苓健脾燥湿，温养脾胃。熟地、山茱萸、枸杞、制首乌滋阴补肾。在治标上使用柴胡、郁金疏肝理气。总体来说旨在上病救下，上下兼治，从元气中酌其所宜。再根据病情变化，随症加减，灵活掌握。

第7章 胃癌，名列中国各类肿瘤榜首

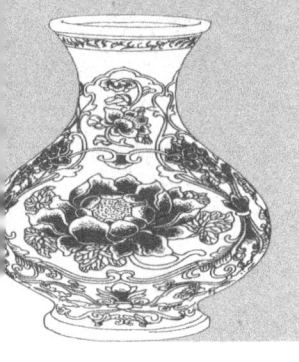

胃癌是消化道常见的恶性肿瘤，好发于中年男性。在我国其发病率居于各类肿瘤的首位，其发病病因仍不明，可能与生活习惯、饮食、环境因素、遗传因素有关，也与慢性胃炎、胃息肉、胃黏膜异形增生和肠上皮化生、术后残胃以及长期幽门螺杆菌感染有一定关系。其中易致癌的饮食因素为经常食用烟熏、烤炙食品（含有苯并芘）或者腌制食品、酸菜（含有N亚硝酸基化合物）。此外，发霉的食品含有杂色曲霉和构巢曲霉等真菌也可能是发生胃癌的因素之一。胃癌可发生于胃的任何部位，但多见发生于胃窦部，特别在胃小弯侧。近半数早期胃癌患者没有临床症状，仅部分有轻度消化不良等症状，如上腹部隐痛不适、轻微饱胀、疼痛、恶心、嗳气等，部分类似胃十二指肠溃疡或慢性胃炎症状。本病在中医学中可归属于"胃脘痛"、"伏梁"、"反胃"、"积聚"等范畴。

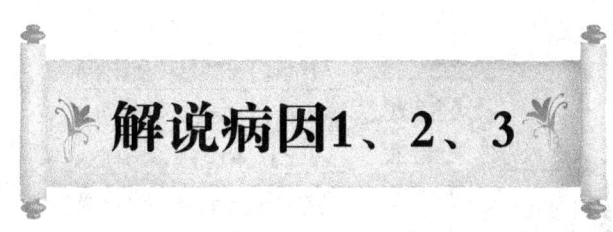

解说病因1、2、3

1. 病因

(1)外感邪毒:六淫邪毒内侵,正气不足以祛邪,致使外邪久留不去,伤及脏腑,阻滞气机,气血不畅,痰湿内生,瘀血留滞,而成积聚,发为本病。

(2)饮食失调:饮食过冷过热,饥饱无常,过食肥甘厚腻、熏制、腌制及霉变食品,饮酒无度等致使脾胃功能受损,脾失健运,胃失和降,运化失职,痰湿内生,郁久化热,湿热蕴结,气血瘀滞,化生瘀毒,聚于胃脘,发为本病。

(3)情志内伤:忧思郁怒,致情志失调,损伤肝脾,气机不畅,血行瘀滞,水湿不化,湿聚成痰,痰瘀互结,结而成块,发为本病。

(4)劳累过度:劳则伤脾,过度劳累致使脾气虚弱,饮食水谷精微不能化生而成痰浊水湿,引起气机不畅,气滞则血瘀,瘀久化为癥块,发为本病。

(5)脾肾两虚:年老体衰或久病体弱,脾肾两虚,气血失调。脾虚运化失常,痰湿内聚,肾亏命门火衰,水湿停滞发为本病。

2. 病机

(1)发病:本病以缓慢发病为多。

(2)病位:本病在胃,但与脾、肝、肾密切相关。

(3)病性:本病的性质是本虚标实,脾胃虚弱为本,食积、气滞、热蕴、痰凝、血瘀为标。

(4)病势:初起多以标实为主,中期虚实夹杂,晚期则以本虚为主。

(5)病机转化:早期主要病理病机变化在于气,多由于情志不遂,抑郁伤肝,肝失条达,气结不行,以肝胃不和为主。中期主要病机变化在痰气搏结,或气机郁结不解,血行不畅,以气滞血瘀证为最多见。本病进入晚期,往往正气衰败,形体消瘦,或为阴液大伤而病机转化为阴虚阳结证;或为命门火衰,火不暖土,病机转化为脾肾阳衰证。病程长者,以虚为主,病程短者,以实为主。(图7-1)

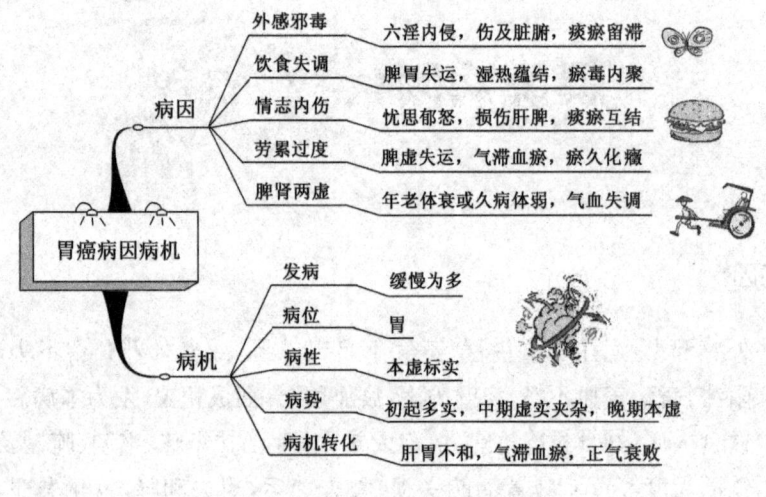

图7-1 胃癌的病因病机

中医治病,先要辨证

1. 肝胃不和

胃脘胀满,疼痛时作,窜及两胁,口苦心烦,纳食减少,呃逆频频,嗳气吞酸,甚则呕吐,舌质淡黯,苔薄白,脉弦细或沉。治以疏肝和胃,降逆止痛,方以柴胡疏肝散合旋复代赭汤加减。

2. 胃热阴伤

肝郁化热,胃内灼热,嘈杂不舒,食后疼痛,纳食不香,口干欲饮,五心烦热,大便干,小便黄赤,舌质红或有裂纹,苔薄黄或花剥,脉弦细或滑细。治以养胃阴,清胃热,解毒,方以麦门冬汤合玉女煎加减或竹叶石膏汤加减。

3. 痰湿凝结

胃脘痞满,隐隐作痛,呕吐痰涎,食少纳呆,腹胀便溏,面色苍黄,喜卧懒言,舌质淡,苔厚腻,脉沉缓或濡。治以健脾燥湿,化痰散结,方以平胃散合苓桂术甘汤加减。

4. 瘀毒内阻

胃脘刺痛,灼热灼痛,食后痛剧,心下痞硬,脘胀拒按,恶心纳呆,大便色黑,甚则呕血,肌肤甲错,面色晦黯,舌质紫黯或有瘀斑,脉沉细涩。治以活血化瘀,解毒止痛,方以失笑散合膈下逐瘀汤加减。

5. 脾胃虚寒

胃脘疼痛,喜温喜按,呕吐频频,或朝食暮吐,暮食朝吐,或食入经久仍复吐出,时呕清水,神疲乏力,畏寒肢冷,面色苍白无华,便溏、浮肿,舌质淡胖,苔白而滑,脉沉细缓或细濡。治以健脾和胃,温中散寒,方以附子理中汤合吴茱萸汤加减。

6. 气血双亏

腹痛绵绵,纳差恶心,乏力懒言,畏寒身冷,心悸气短,头晕目眩,自汗盗汗,虚烦不寐,形体羸瘦,上腹部包块明显,舌质淡,苔薄或光剥,脉沉细无力或虚大。治以补气养血,方以十全大补汤或八珍汤加减(图7-2)。

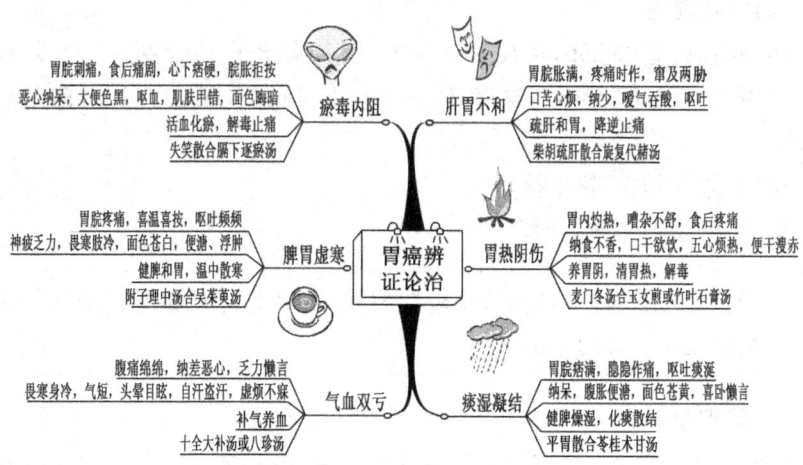

图7-2 胃癌的辨证论治

胃癌的大医之法

大医之法一：健脾和胃降浊方

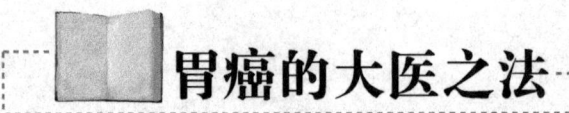

(1) 杨静验方

药物组成：黄芪 30g，党参 20g，白术 20g，薏苡仁 20g，菟丝子 20g，斑蝥 8g，穿山甲 15g，白花蛇舌草 30g，山慈姑 30g。

功效：益气健脾，和胃降浊。

主治：胃癌脾胃虚弱型。

［杨静．扶正解毒和胃方配合化疗治疗晚期胃癌临床观察．实用中医内科杂志，2008，22(9)：26］

(2) 刘帆验方

药物组成：党参 15g，黄芪 20g，生地 15g，枸杞子 15g，麦冬 15g，川楝子 15g，鳖甲 10g，丹皮 15g，半边莲 15g，半枝莲 30g，水红花子 15g，白花蛇舌草 15g。

功效：益气和胃，扶正祛邪。

主治：胃癌脾胃气虚型。

［刘帆．扶正消瘤汤治疗中晚期胃癌 36 例临床观察．中华实用中西医杂志，2006，19(1)：65］

(3) 范宏宇验方

药物组成：黄芪 15g，当归 10g，太子参 12g，白术 9g，茯苓 9g，清半夏 10g，竹茹 10g，升麻 6g，葛根 6g，八月札 15g，半枝莲 15g，白花蛇舌草 15g，砂仁 6g，鸡内金 9g，甘草 6g。

功效：调补脾胃，升清降浊，理气消肿。

主治:胃癌脾胃虚弱型。

[范宏宇.胃癌治疗心得.中医研究,2008,21(2):54]

(4)魏品康验方

药物组成:制南星15g,法半夏15g,蛇莓30g,凌霄花30g,全蝎6g,蜈蚣3条,生黄芪30g,北沙参15g,麦冬15g,枸杞子30g,熟女贞子30g,当归15g,何首乌15g,阿胶9g,炒枳实15g,炒枳壳15g,厚朴9g,炒鸡内金15g,炙甘草6g,大枣5枚。

功效:滋阴养胃,祛瘀化痰。

主治:胃癌胃阴亏虚型。

[李相勇.魏品康治疗胃癌经验.中医杂志,2001,42(5):266]

大医有话说

　　杨静循其导师及江苏省中医院肿瘤科治疗晚期胃癌经验,以益气健脾,和胃降浊为大法,能有效改善患者症状,提高生活质量,减少化疗毒副反应。全方用党参、白术、薏苡仁健脾胃;菟丝子补养肝肾;斑蝥、穿山甲及白花蛇舌草直接抑癌杀毒;培正固本与祛邪解毒相结合,使邪祛而正不伤。中药复方扶正解毒和胃汤与化疗联合使用不仅能有效抑癌,还能明显减轻化疗的毒副反应,使生活质量明显改善。刘帆认为恶性肿瘤的发病,与患者机体内在免疫功能低下密切相关。中晚期胃癌按中医辨证,大多数表现为正虚邪实,患者脾胃气虚或气血俱虚,气机失调,血络受阻,血滞成瘀,痰瘀互结,日渐成积,耗损阴气,病情迁延,气血瘀结,恶血不去,新血不生,久则癥瘕积聚,即形成肿瘤。刘帆治疗中晚期胃癌的经验方中,在清热解毒的同时,尚有扶助正气,提高机体免疫功能的作用。本方采用党参、黄芪、生地、枸杞子等扶正益气,并重用川楝子、鳖甲、丹皮、半边莲、半枝莲、水红花子、白花蛇舌草等清热解毒,软坚散结抗癌,诸药配伍,标本兼顾,扶正祛邪。范宏宇认为胃癌之为患,在于人体正气不足,特别是脾胃功能虚弱,清气不升,故面黄形瘦、神疲乏力;胃气不降,则食入不下,恶心呕吐;气机阻滞不通,则胃脘胀满疼痛。治疗重点在于调补脾胃,升清降浊,理气消肿,扶正抗癌;使脾胃之气得充,用药方能渐缓得效,用药常以四君子汤等方加减。临床多以益脾气、养胃阴,综合应用,补脾气不伤胃阴,养胃阴不伤脾气。药中当佐消化疏运之品,如焦三仙、陈皮、鸡内金之属,使"补而不滞",促进脾胃之收纳、运化,脾气升而胃气降,使药效更能发挥。范宏宇治疗脾胃虚弱型胃癌,自拟健脾消癌方,以四君子汤为基础,加入经过现代药理研究表明具有抗癌抑瘤作用的半枝莲、白花蛇舌草等,并加入厚肠胃的八月札和助消化的鸡内金,使得脾气得健而不阻脾运化。全方共奏健脾消癌之效。魏品康治疗胃阴亏虚型胃癌,注重顾护脾胃的同时,注意消痰散结,解毒祛瘀,并且注意三因制宜。临床上验证,运用蛇莓、壁虎、地龙、全蝎、蜈蚣、凌霄花、白毛藤等清热解毒,消炎止痛。胃癌之为病,必有痰、瘀、毒等结聚于胃脘。临床常见胃癌病人多有大便干或秘结,下窍不通则上窍闭塞,故便秘亦可导致纳差甚至恶心、呕吐,所以通下大便不但可以排毒散结,而且可通畅消化道,间接增进食欲。魏老尤其习用炒谷芽、炒麦芽辅助通便,魏老认为炒谷芽、炒麦芽用量在各30g以内可以开胃消食、健脾助运,用量各在60g以上则有通大便之功,可促进排空、清理胃肠道。特别是胃癌患者多有脾胃虚弱,谷芽、麦芽通便畅肠而又不伤正,尤为适用。其后,魏老在临床上往往通过舌象来判断脾胃功能,如舌质淡胖大,边有齿印则为脾胃虚弱,苔腻提示痰湿中阻或脾虚不运,药物选用炒鸡内金、炒薏苡仁、炒党参、黄芪、炒白术、砂仁(后下)等其中数味。另外,魏老认为,西医化疗、放疗对人体多造成气阴损伤,故在治疗时,加用养阴清热之品,如女贞子、墨旱莲、何首乌等。魏老通过辨病辨证结合患者本身情况治疗胃癌,取得很好的疗效。

大医之法二:化湿散结活血化瘀方

(1)李建新验方

药物组成:瓜蒌30g,半夏15g,黄连9g,茵陈15g,鸡内金12g,蒲黄12g,五灵脂15g,三棱12g,败酱草30g,仙鹤草30g,焦三仙30g,女贞子20g,墨旱莲20g,炒酸枣仁15g,合欢花15g,夜交藤20g,沙参30g,三七粉4g(冲服)。

功效:化湿散结,通降胃腑,活血化瘀。

主治:胃癌痰瘀互结型。

[郭喜军.李建新治疗胃癌经验.中医杂志,2006,47(6):426]

(2) 严容验方

药物组成:姜半夏15g,制天南星12g,代赭石20g,蜂房10g,丹参15g。

功效:涤痰和胃,祛瘀散结,攻毒破坚。

主治:胃癌痰瘀互结型。

［严容,等. 夏星汤治疗痰瘀互结型中晚期胃癌20例疗效观察. 河北中医,2010,32(4):512］

大医有话说

李建新教授指出,胃癌主要是由于脏腑阴阳、气血失调,正气不足,外邪盘踞,导致痰浊、瘀血搏结日久,积滞不去而成。李教授积多年临床经验,针对痰浊、瘀血致胃癌的主要病机,根据《内经》"客者除之"、"结石散之"、"血实者宜决之"的治疗原则,立降浊化瘀法,即化湿散结,通降胃腑,活血化瘀,祛邪护胃治疗。降浊化瘀法治疗胃癌,从胃的生理、病理特点入手,针对痰浊、瘀血相搏,实邪停滞的病机,取得良好疗效。方中瓜蒌、半夏、黄连、茵陈、鸡内金均入胃经,降胃化浊。瓜蒌、半夏、黄连有降逆泄浊、消瘀散结之功,重用瓜蒌治疗痰浊郁结之痞满、呕吐效果显著。茵陈、鸡内金"善清肝胆之热、兼理肝胆之郁",又能开胃消导、散结消积,改善食欲,治疗气结、湿热中阻之胀满厌食。蒲黄、五灵脂、三棱、败酱草、仙鹤草、三七粉入血络,均有化癖止痛作用,《本草纲目》谓败酱草"善排脓破血",为散瘀定痛、解毒消痈之要药。仙鹤草强壮益阳、收敛止血,又能疗疮解毒。三七能化瘀生肌、消肿止痛,张锡纯曰,"善化瘀血,又善止血妄行","化瘀血而不伤新血,为理血妙品",使瘀血暗消于无形,无破血伤正之弊,重在通络散癖,常服有强壮扶正之功。女贞子、墨旱莲养阴生津,补胃阴亏虚。诸药合用,起到破血化瘀定痛散结消瘤之效。严容运用夏星汤治疗中晚期胃癌,严容等认为痰凝血瘀,滋生癌毒,可形成胃部肿瘤。瘤块滞留胃脘,水谷难以腐熟,气血化生乏源,浊难降清难升,使得正气日衰而胃脘痞结硬塞更甚。故治宜涤痰和胃,祛瘀散结,攻毒破坚。夏星汤方中姜半夏化痰散结,降逆和胃;制天南星除痰下气,宽胸利膈;丹参活血化瘀;代赭石降胃止呕;蜂房攻毒破积。现代药理研究表明,半夏、制天南星、丹参及蜂房均有抗肿瘤作用。血液高凝状态是癌症赖以形成和发展的基础,也是癌症转移的重要机制,且胃癌血瘀证与血液流变学指标呈正相关。夏星汤可改善血液高凝状态,这可能是本方治疗中晚期胃癌的作用机制之一。

大医之法三:理气活血化瘀方

搜索

(1) 张亚密验方

药物组成:黄芪 40g,白芍 24g,元胡 15g,草果 15g,乌贼骨 15g,茯苓 15g,炙甘草 15g,煅瓦楞 12g,五灵脂 10g,没药 10g,当归 10g,白术 10g,鸡内金 10g,田三七 15g(研冲),西洋参 10g(另煎)。

功效:行气活血化瘀,健脾益气养血。

主治:胃癌气滞血瘀型。

> [张亚密,等.清瘀扶正汤治疗中晚期胃癌30例.陕西中医,2005,26(9):889]

(2) 范宏宇验方

药物组成:沙参 10g,麦冬 12g,白花蛇舌草 30g,半枝莲 30g,藤梨根 30g,黄药子 15g,石见穿 30g,三棱 12g,莪术 12g,生山楂 15g,鸡内金 10g,枸杞子 15g。

功效:疏肝理气,活血化瘀,化痰软坚。

主治:胃癌气滞血瘀型。

> [范宏宇.胃癌治疗心得.中医研究,2008,21(2):54]

大医有话说

张亚密认为气滞血瘀,痰浊内阻是本病的病理关键,中晚期胃癌患者多为虚实夹杂,虚多实少,祛邪扶正是治疗肿瘤的两大基本治则。故治疗时,行气活血化痰以祛邪,健脾益气养血以扶正,攻补兼施,方中以元胡、五灵脂、没药、田三七、鸡内金理气止痛,活血散结;芍药、炙甘草、草果理气和胃;乌贼骨、煅瓦楞收敛制酸;西洋参、黄芪、当归、白术、茯苓健脾益气养血,扶正培本。现代药理研究证实上述药物不仅具有抗肿瘤作用,而且西洋参、黄芪、白术、茯苓等药,还具有提高免疫的作用,均可维护和激活人体的免疫机能,上药合用,既可提高患者生存质量,又可延缓癌肿发展进程。范宏宇认为胃癌之病因病机除正虚外,亦多由饮食不节,情志抑郁不畅,气机不畅,致毒邪侵入,气滞血瘀,痰火互结,凝聚成积。治胃部之瘤块非攻法之不能。临证必须辨证准确,攻补适宜。或是攻补兼施,或是先攻后补,或是先补后攻,做到"补而不滞"、"攻而勿伐"。去邪中注意疏肝理气,活血化瘀,化痰软坚,通达腑气,解毒抗癌。积之成非痰即瘀,活血化瘀、化痰软坚为祛邪之常法,活血多用三棱、莪术、穿山甲、石见穿等。化痰方中运用黄药子,健运脾气以化痰;生山楂、鸡内金等消积化滞;藤梨根、莪术、半枝莲、白花蛇舌草等解毒散结。方中恐其活血化瘀之品伤级气阴,故在抗癌活血的基础上加沙参、麦冬益气养阴。

大医之法四:补益肝肾调补气血方

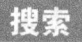

(1)范宏宇验方

药物组成:西洋参15g,枸杞子30g,山茱萸15g,当归12g,鳖甲15g,龟甲15g,炮穿山甲10g,鸡内金12g,焦三仙12g,石见穿30g。

功效:补脾益肾,调肝养血。

主治:胃癌肝肾亏虚型。

[范宏宇.胃癌治疗心得.中医研究,2008,21(2):54]

(2)吴良村验方

药物组成:太子参15g,北沙参15g,山药20g,鲜石斛10g,麦芽30g,白术12g,茯苓12g,薏苡仁30g,蒲公英12g,六神曲12g,八月札12g,鸡内金10g,甘草10g。配合五倍子粉,3g/日,神阙穴外敷。

功效:益气养阴,少佐清热解毒。

主治:胃癌气阴不足型。

[宋巧玲,等.吴良村治疗胃癌经验撷菁.世界中医药,2009,4(6):315]

(3)孙桂芝验方

药物组成:生黄芪30g,白芍10g,太子参15g,炒白术15g,茯苓15g,生麦芽30g,代赭石15g,鸡内金30g,白芷10g,露蜂房5g,血余炭10g,生蒲黄

10g, 白及 10g, 煅瓦楞 10g, 白花蛇舌草 15g, 佛手 15g, 香橼 10g, 草河车 15g, 炮山甲 15g, 龟甲 15g, 生甘草 10g, 虎杖 15g, 藤梨根 30g。

功效：健脾和胃，益气养血，升清降浊，消食化积，佐以抗癌。

主治：胃癌气血两亏型。

[何立丽. 孙桂芝治疗胃癌的经验. 北京中医药，2008，27(9)：689]

大医有话说

范宏宇认为晚期胃癌本虚标实，日趋严重，病虽在胃，但与肝脾肾密切相关。肝主疏泄，肝气犯胃，胃失和降；脾胃居中焦，为气血生化之源，后天之本，脾失运化，胃失濡养而胃癌症状加剧；肾者胃之关，脾胃之阳，依靠肾阳之温煦蒸腾。故治从肝脾肾，实为治疗胃癌的关键。此时脾胃后天化源将绝，肝肾之精血枯竭，这既是补虚的需要，又是为攻邪创造条件。范宏宇以六君子汤健脾益气以充化源；四物汤补血养肝以调气血；六味地黄丸滋阴补肾以固先天。方以西洋参、当归、山茱萸益气养血升阳；枸杞子、鳖甲、龟甲滋阴养血；石见穿、穿山甲软坚散结；鸡内金、焦三仙健脾运气。吴良村认为肿瘤患者，常因手术、放疗、化疗及疾病本身的发展和恶化，严重耗竭人体的气血津液，胃癌患者往往脾胃虚弱，水谷精微无以运化、散布，故胃癌患者气血亏虚更是严重。吴老对气阴不足型胃癌治以益气养阴为主，方拟四君子汤以建后天脾胃之气，运化健，脾气足，则人体一身之气有源；沙参、山药、鲜石斛甘平养肺胃之阴，不腻隔碍胃，又增液可行舟；加以麦芽、薏苡仁、神曲、鸡内金健脾消食；佐以八月札理气和中，补中有疏，且理气不伤阴，稍加蒲公英清热解毒抗肿瘤，甘草调和诸药，并配合五倍子粉外敷收敛止汗。吴老气阴共补，以平为期，少佐清热解毒之品，共奏"养正积自消"之效。孙桂芝紧扣胃癌病机主线，拟定辨证主方，以黄芪建中汤为主，对于气血两亏型胃癌，治以健脾和胃，益气养血，升清降浊，消食化积并佐以抗癌，方用黄芪、白芍、太子参、炒白术、茯苓健运脾胃；生麦芽、代赭石、鸡内金升清降浊、磨谷除壅、消食化积；白芷、露蜂房、血余炭、生蒲黄祛瘀生新；藤梨根、虎杖、草河车清热解毒；瓦楞子、白花蛇舌草、穿山甲消痰软坚，化瘀散结。诸药合用，补虚祛邪。

第8章 胰腺癌，在无声中侵袭着你

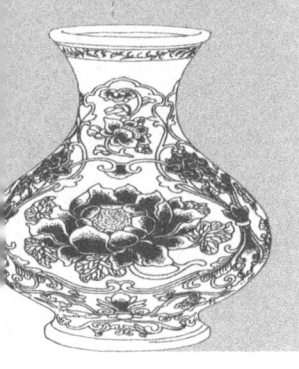

胰腺癌是指发生在胰头、胰体及胰尾部等外分泌系统的恶性肿瘤，同时也包括壶腹部癌，在消化系统恶性肿瘤中较为常见。近年来胰腺癌的发病率有增加的趋势，其发病男女比例约为2∶1。胰腺位于上腹部胃的后面紧贴脊柱，胰头部被十二指肠包绕，此处癌瘤占2/3之多，90%为导管细胞癌，其发病病因仍不明确，但与饮食、环境和吸烟有关，胰腺癌是一种工业化地区的疾病，也就是说工业越发达，环境污染严重的地区其患病率比其他稍落后地区要高。本病早期可无明显症状，一旦出现黄疸或腹部疼痛已进入中晚期，治疗效果较差。因此凡中年以后有上腹部不明原因隐痛或胀闷感累及"后心"部，体重进行性减轻或消化功能紊乱者，应作进一步检查。本病在中医学中属"腹痛"、"黄疸"、"癥瘕"、"积聚"等证范畴。

解说病因1、2、3

1. 病因

（1）饮食内伤：过食肥甘或过量饮酒，损伤脾胃，致脾失健运，湿邪内生，郁久化热，湿热因脾，熏蒸肝胆，则一身俱黄；湿热久蕴，瘀毒内生，毒聚成块，发为本病。

（2）感染湿热毒邪：外感湿热或暑湿之邪或寒湿之邪郁久化热，湿热不解，内阻中焦脾胃运化失常，湿热不得泄，肝胆受熏蒸以致疏泄条达失职，胰液郁滞，癌毒之邪即可乘虚侵入，萌发本病。

（3）感染虫积：饮食不洁或脾胃不健，以致肠道寄生虫侵入体，虫积可助生热，而浊热又利于虫体寄生。虫性喜钻孔乱窜，可由肠窜入胆道、并带进不洁之物，扰乱气机，使肝胆疏泄失职，致使胰液郁滞，发为本病。

（4）情志不调：七情抑郁，肝气不疏，血行不畅，日久瘀结肝脾，见腹痛不舒，腹部包块。脾居中州，内伤忧思，抑郁伤脾，脾气郁结，升降失常，水津不运，津停为痰，血停而瘀，痰血阻脾，结聚成瘤。

（5）脾胃虚弱：脾虚生湿，脾湿郁困，久则化热，湿热蕴结，日久成毒，全身发黄，形成脾胃湿热，病程迁延，气滞血瘀，瘀毒内结成肿块。

（6）脾肾两虚：脾阳虚不能充养肾阳，由脾及肾；肾阳虚衰不能温养脾阳，由肾及脾，使脾肾阳气俱伤，正气虚损。湿浊内聚，阻滞气机，气血瘀滞，积聚成块。

2. 病机

（1）发病：发病隐匿，后期病情较重。

（2）病位：本病病位在脾，但与肝、肾关系密切。

(3)病性:本病属本虚标实之证,确诊时间较晚,故脏腑虚损之象常见。

(4)病势:早期是以实为主;病久可由实转虚。

(5)病机转化:胰腺癌的发病主要与脾失健运和肝失疏泄有关。脾失健运,湿邪内生,或湿邪入侵,郁久化热,湿热困脾,熏蒸肝胆,则一身俱黄,病机以脾胃湿热为主;情志不舒,肝气郁滞,血行不畅,积聚于肝脾,见腹痛不舒,腹部包块,病机则以气滞血瘀为主;病变发展,邪实日盛,湿热化毒与瘀血相裹携,则腹痛加重,黄疸日增,包块日见明显,病机转化为瘀毒互结为主;病变日久则正气渐亏,气阴俱虚,人近衰竭,脉细无力,舌红苔光,临床病机转化为气阴两虚为主。总之,胰腺癌,因脾气不足而发病,进一步致气滞、湿阻、热蕴、血瘀、毒聚,标实之象,病久则气阴已虚而邪毒未尽(图8-1)。

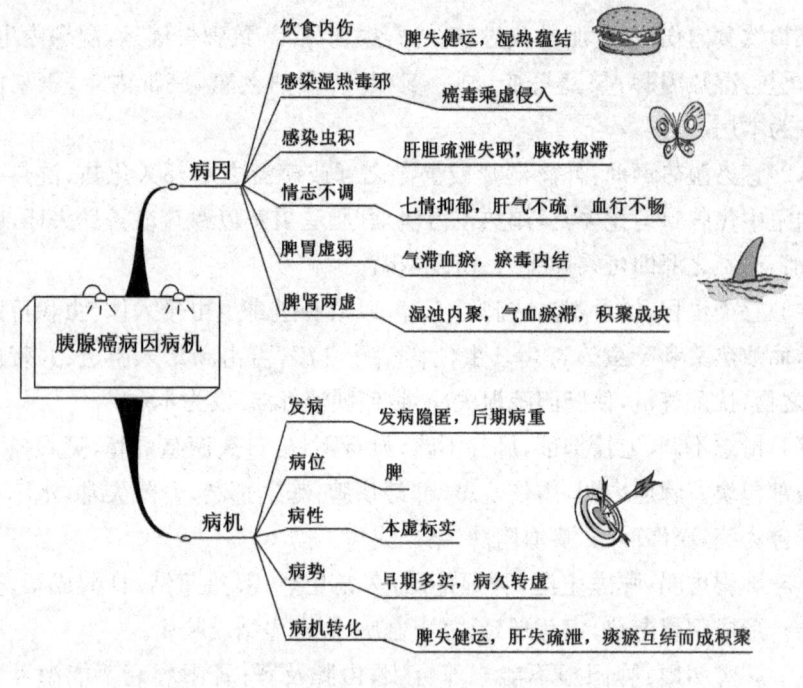

图8-1 胰腺癌的病因病机

中医治病，先要辨证

1. 肝郁气滞

上腹隐痛牵及两胁，时轻时重，纳呆腹胀，甚则恶心呕吐，乏力倦怠，便溏，小便黄，舌质黯，苔薄白或薄黄，脉弦细。治以疏肝理气，健脾散结，方以丹栀逍遥丸加减。

2. 脾胃湿热

神疲乏力，一身俱黄，皮肤瘙痒，恶心纳呆，胁脘疼痛，口渴心烦，乏力消瘦，便溏或大便白如陶土，舌质黯红，苔黄腻而厚，脉弦滑而数。治以清热利湿，健脾解毒，方以茵陈蒿汤、四苓汤合温胆汤加减。

3. 湿热毒盛

食欲不振，上腹部胀满，胁部刺痛，黄疸呈黄绿色，皮肤瘙痒，恶心呕吐，大便秘结或呈灰白色，小便短赤，舌苔黄腻，脉弦数或弦滑。治以清热解毒利湿，方以茵陈蒿汤合黄连解毒汤加减。

4. 瘀毒内结

上腹包块，疼痛彻背，攻及两胁，纳差恶心，面色晦暗无光，周身阴黄瘙痒，尿黄如茶，便溏或柏油便，舌质紫黯伴有瘀斑，苔白苍老或燥黄，脉弦紧或滑数。治以活血解毒，化瘀消癥，方以膈下逐瘀汤加减。

5. 阴虚内热

低烧不退，精神疲惫，上腹隐痛，咽干口燥，五心烦热，颧红盗汗，舌红少津，脉细弱或细数。治以益气养阴，活血化瘀，方以一贯煎加味。

6. 气阴两虚

恶病质状，乏力懒言，纳差恶心，上腹饱满，肿块日增，疼痛难忍，黄疸加重，小便黄，大便难，口渴咽干，舌瘦小，苔光剥，脉弱。治以益气养阴，解毒散结,方以香贝养荣汤加减或十全大补汤加减(图8-2)。

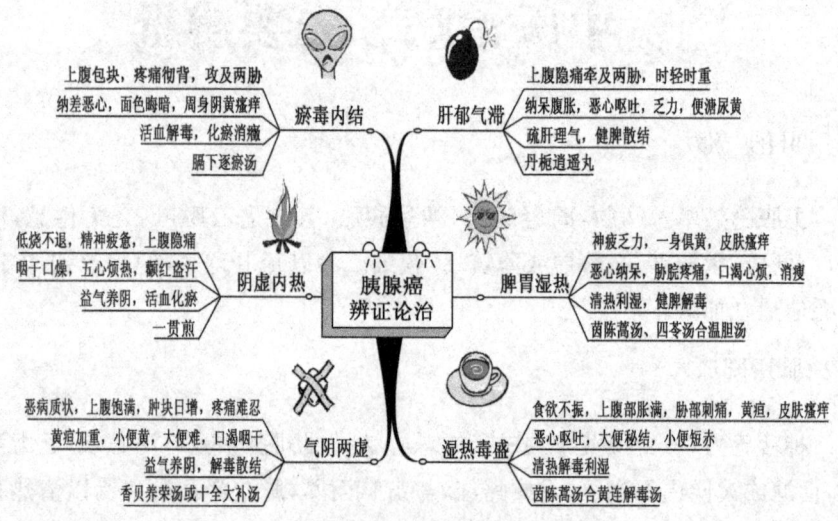

图8-2 胰腺癌的辨证论治

胰腺癌的大医之法

大医之法一:清热解毒散结消癥方

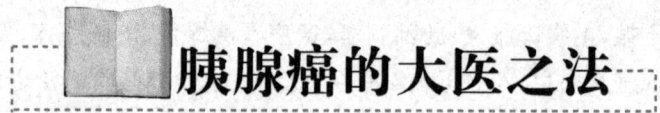

(1)陆菊星验方

药物组成:制大黄6g,炒柴胡6g,黄连4.5g,黄芩10g,红花10g,山栀12g,丹参24g,赤芍24g,薏苡仁30g,蒲公英30g,茵陈30g,白花蛇舌草30g,土茯苓30g,莪术30g,壁虎5条。

功效:清热解毒,利湿化浊。

主治:胰腺癌邪毒内攻型。

[陆菊星,等.辨证治疗中晚期胰腺癌30例.浙江中医杂志,2000,35(4):150]

(2)刘鲁明验方

药物组成:白花蛇舌草30g,蛇六谷15g,半枝莲30g,薏苡仁30g,白术10g,八月札30g,灵芝30g,山楂炭30g,六神曲30g,鸡内金10g,延胡索30g,红枣30g,全蝎10g,山慈姑15g,川楝子30g,蜂房30g,天龙6g。

功效:清胰化积。

主治:胰腺癌湿热内蕴型。

[王晓戎.刘鲁明教授运用病机理论治疗胰腺癌经验介绍.云南中医学院学报,2009,32(6):60]

(3)尤建良验方

药物组成:潞党参10g,炒白术10g,苏梗10g,枳实10g,全瓜蒌10g,茯苓12g,茯神12g,姜半夏12g,陈皮6g,怀山药15g,薏苡仁20g,炒谷芽20g,炒麦芽20g,猪苓30g,徐长卿30g,八月札30g,炙甘草6g,茵陈30g,延胡索20g,佛手片10g,大腹皮10g,郁金15g,白芍15g。同时配服由青黛、野菊花、山慈姑、三七粉按1∶3∶2∶2比例配成散剂,每次1g。

功效:健脾和胃,理气化痰,消积退黄。

主治:胰腺癌正虚积阻型。

[姚新新.尤建良治疗胰腺癌经验.辽宁中医杂志,2008,35(9):1303]

大医有话说

陆菊星认为胰腺癌发病早期,多以邪实为主,陆菊星辨证论治早期胰腺癌予以清热解毒,利湿化浊,主方以黄连解毒汤泻火解毒,茵陈蒿汤利湿退黄。方中黄连大苦大寒,清泻心火,兼泻中焦之火;蒲公英、白花蛇舌草、土茯苓、莪术清热解毒,抗癌散结;茵陈、柴胡清热利湿,疏利肝胆;栀子清泻三焦湿热;大黄通利大便,导热下行,使邪从下出。诸药合用抗癌散结同时,驱邪外出。刘鲁明教授根据多年临床实践,将胰腺癌的病因病机概括为内、外两个方面。在内因和外因的作用下,湿、热、毒邪互结,久之积而成瘤。认为胰腺癌发病的关键环节是湿、热、毒邪的形成。刘教授确立"清热解毒,化湿散积"的基本治疗原则,并结合现代药理研究,筛选药物创立"清胰化积汤"作为基本方。方中蛇六谷化痰散积,解毒消肿;白花蛇舌草、半枝莲清热解毒,利湿消肿;天龙、全蝎、蜂房消肿散结,通络止痛;灵芝补气安神;山楂、神曲、鸡内金、八月札、白术消积和胃。全方治疗以"攻"为主,在"攻"的同时给以护胃之品,但主要是针对胰腺癌湿热毒邪的病机特点而设。尤建良认为"伏梁"之病正虚而中焦脾胃功能失调是其关键,脾虚则木郁,土虚则生湿,湿郁化热,气滞血瘀,痰瘀湿热相搏结而成本病,患癌之后气虚而郁,胆汁排泄受阻,以致出现阴阳气血逆乱的复杂局面。因此,既然本病内在失衡的"关节点"在于中焦,理当集中精力于调理中焦,只有微微调控后天脾胃之枢纽,以后天促先天,调气以调瘀,同时力避滋腻伤中、攻伐伤正。本方以健脾调中为根据,理气化湿,和降消积。方中党参、白术、山药益气健脾;苏梗、枳实、陈皮梳理气机;瓜蒌、半夏祛痰化结;薏苡仁、茯苓、茯神祛湿化痰;猪苓、徐长卿解毒抗癌散结;谷芽、麦芽消食和胃。诸药合用,明显改善患者生存质量,延长患者寿命。

大医之法二:活血化瘀散结方

搜索

(1)陆菊星验方

药物组成:生地 12g,桃仁 12g,川牛膝 12g,枳壳 12g,水红花子 12g,莪术 12g,延胡索 12g,川楝子 12g,红花 10g,川芎 10g,香附 10g,赤芍 24g,当归 24g,莪术 20g,壁虎 5 条,生甘草 3g。

功效:活血化瘀,软坚散结。

主治:胰腺癌气滞血瘀型。

[陆菊星,等.辨证治疗中晚期胰腺癌 30 例.浙江中医杂志,2000,35(4):150]

(2)尤建良验方

药物组成:炒柴胡 6g,延胡索 40g,枳壳 10g,白芍 10g,片姜黄 10g,莪术 10g,潞党参 10g,茯苓 10g,茯神 10g,薏苡仁 10g,猪苓 10g,鬼箭羽 10g,八月札 30g,青黛 5g(包煎),甘草 6g。外敷消癥止痛膏。

功效:活血化瘀,散积止痛。

主治:胰腺癌气滞血瘀型。

[姚新新. 尤建良治疗胰腺癌经验. 辽宁中医杂志,2008,35(9):1303]

(3)周维顺验方

药物组成:丹参 15～30g,赤芍药 15g,红花 10g,延胡索 10g,香附 15g,浙贝母 30g,菝葜 30g,八月札 30g,藤梨根 30g,肿节风 15g,桃仁 9g。

功效:活血化瘀,理气止痛,软坚散结。

主治:胰腺癌气滞血瘀型。

[申兴勇,等. 周维顺教授治疗胰腺癌的经验. 河北中医,2008,30(9):901]

大医有话说

以上三方均适用于气滞血瘀型胰腺癌。陆菊星以血府逐瘀汤为基础方,全方以攻为主,活血化瘀较强,辅以延胡索、川芎、香附等顺气理气药以加强整方的功效。尤建良方中以活血止痛为主,活血之功在三方中可算最强,但尤老在活血的同时予以党参顾护正气,以防活血太过。本方止痛效果亦为三方中最强者,内服柴胡、白芍柔肝止痛,外用消癥止痛膏,内外同治,效果更为显著。周维顺治疗气滞血瘀型胰腺癌,以理气为主,活血散结消肿为辅,方中诸药协同作用,以达活血化瘀,理气止痛之功。

大医之法三:健脾理气清热化湿方

搜索

(1)陆菊星验方

药物组成:党参 24g,炒白术 24g,茯苓 24g,焦山楂 24g,赤芍 24g,陈皮 12g,木香 12g,枳壳 12g,水红花子 12g,炒桃仁 12g,生薏苡仁 30g,炒薏苡仁 30g,莪术 30g,白花蛇舌草 30g,壁虎 5 条,砂仁 3g,生甘草 3g。

功效：健脾化湿宽中。

主治：胰腺癌脾虚湿阻型。

> [陆菊星,等．辨证治疗中晚期胰腺癌30例．浙江中医杂志,2000,35(4):150]

(2)张宝南验方

药物组成：桃仁12g,红花9g,牡丹皮12g,当归12g,赤芍15g,延胡索12g,五灵脂12g,香附12g,枳壳12g,莪术9g,夏枯草12g,半枝莲30g,炒鸡内金30g,白术12g,黄芪30g。

功效：健脾理气,化瘀解毒,散结消癥。

主治：胰腺癌脾虚气滞型。

> [张宝南．膈下逐瘀汤对晚期胰腺癌生存质量的影响．辽宁中医杂志,2008,35(10):1518]

(3)尤建良验方

药物组成：潞党参10g,炒白术10g,茯苓10g,茯神10g,姜半夏10g,陈皮6g,黄连2g,黄芩10g,白芍10g,防风10g,炮姜6g,桂枝3g,山楂炭10g,煨肉果6g,蚤休10g,连翘10g,薏苡仁10g,炙枇杷叶10g,生甘草10g。

功效：健脾清胃。

主治：胰腺癌脾虚胃热型。

> [姚新新．尤建良治疗胰腺癌经验．辽宁中医杂志,2008,35(9):1303]

大医有话说

　　陆菊星治疗脾虚型胰腺癌以香砂六君子汤为基础方,治以健脾胃,化湿热,散积聚。方中以党参健脾补中,白术健脾燥湿,茯苓益脾渗湿,甘草和中、陈皮、焦三仙理气和胃健脾、木香、枳壳调气,砂仁健胃,炒薏苡仁渗湿,水红花子、生薏苡仁、莪术、白花蛇舌草、壁虎清热解毒,化瘀散结。此证由于脾胃不健,湿热蕴结,故用健脾以治本,化湿热以治标,标本兼施,使脾胃健则湿热得化,最后症状得减,或者康复。张宝南认为胰腺癌发生发展与后天失养、饮食失调、七情郁结诱发的基因突变,机体免疫功能失控密切相关。患癌之后气虚而郁,胆汁排泄受阻,以致出现阴阳气血逆乱的复杂局面,但中焦脾胃功能失调是其关键,脾虚则木郁,土虚则生湿,湿郁化热,气滞血瘀,痰瘀湿热相搏结而成本病,阻遏气机,而见腹痛,阻滞胆道,胆汁外溢而成黄疸。久病则耗气伤正,更伤脾胃,固治以健脾理气、化瘀解毒、散结消癥,方取膈下逐瘀汤化裁,其中当归、赤芍、桃仁、红花、丹皮活血化瘀、消积止痛;五灵脂、香附、延胡索行气散结止痛。诸药合用,共奏活血化瘀、消积止痛之功。现代医学研究表明膈下逐瘀汤能调节免疫功能,抑制癌细胞生长;调节肠道菌群,减少抗生素的使用,能促进消化道功能的早期恢复,为患者主动进食创造条件;减轻放化疗的副作用,增强体质,为继续必要的治疗提供保证;延长患者生存时间,提高患者生存质量。尤建良教授认为化疗前益气养阴,扶正固本;化疗中降逆和胃,醒脾调中;化疗后补气生血,温肾化瘀。化疗药物为阴毒之邪,最易损伤脾胃,耗伤人体阳气。如果能防患于未然,化疗前益气培土、补阴敛阳,使腠理致密,后天之本巩固,就能提高机体应激能力,建立有效的免疫防御机制,避免出现过于强烈的胃肠道反应和骨髓抑制。在临床上,尤教授认为,在化疗前患者辨证大多属于脾虚型,故多以健脾为主,减轻化疗引起的各种反应,方中党参、白术、半夏、陈皮健脾益气、和胃降逆;黄连、黄芩清胃泻热;肉豆蔻、炮姜、桂枝温中行气;茯苓、薏苡仁利水消肿。尤教授认为,患者药后能脾气得醒,中州得运,饮食倍增,精神改善,对化疗的耐受性提高。

大医之法四:疏肝健脾方

搜索

(1)孙玉冰验方

药物组成:柴胡10g,黄芩10g,党参20g,炙甘草5g,生姜3g,法夏7g,当归6g,云苓10g,白术10g,大腹皮15g,麦冬12g。乳香、白花蛇舌草、生蒲黄等蜜醋调敷。

功效:和解少阳,疏肝健脾。

主治:胰腺癌肝郁脾虚型。

[孙玉冰,等.和解法配合中药外敷治疗中晚期胰腺癌22例临床观察.中华实用中西医杂志,2003,3(16):1770]

(2)李红梅验方

药物组成:黄芪15g,党参15g,白术12g,茯苓12g,香附15g,郁金15g,川楝子10g,柴胡10g,白芍10g,大腹皮20g,延胡索15g,苏木10g,莪术10g,蚤休30g,半枝莲30g,甘草5g。

功效:健脾疏肝。

主治:胰腺癌肝郁脾虚型。

[李红梅,等.健脾疏肝汤治疗晚期胰腺癌32例.湖南中医杂志,2007,23(5):41]

(3)尤建良验方

药物组成:炒柴胡12g,延胡索40g,枳壳10g,白芍15g,香附10g,黄芩10g,山栀子15g,姜半夏10g,青皮10g,潞党参30g,炒白术10g,茯苓10g,茵陈蒿30g,八月札10g,炙甘草6g。

功效:疏肝理气,利胆醒脾。

主治:胰腺癌肝郁气滞型。

[姚新新.尤建良治疗胰腺癌经验.辽宁中医杂志,2008,35(9):1303]

(4)王庆才验方

药物组成:柴胡10g,枳壳10g,郁金10g,田七10g,干蟾皮10g,姜半夏10g,姜竹茹10g,陈皮10g,鸡内金10g,茵陈15g,生山楂15g,六曲15g,生军30g,白术30g,猪苓30g,茯苓30g,菝葜30g,白花蛇舌草30g,半枝莲30g,生米仁30g。

功效:疏肝理气,健脾利湿,泻热通腑,散瘀止痛。

主治:胰腺癌肝郁不舒型。

[王庆才,等.中医药治疗晚期胰腺癌13例.四川中医,1996,14(10):20]

(5)周维顺验方

药物组成:猫爪草30g,猫人参30g,三叶青30g,蒲公英30g,八月札30g,香附15g,延胡索15g,柴胡9g,枳壳10g,白花蛇舌草30g,菝葜30g,垂盆草30g,虎杖30g,生薏苡仁30g,浙贝母30g,猪苓15g,茯苓15g,炒谷芽15g,炒麦芽15g,神曲12g,炙鸡内金12g,姜半夏10g,橘红10g,橘络10g,炙甘草6g。

功效:疏肝解郁,清热解毒,健脾和胃。

主治:胰腺癌肝郁蕴热型。

[申兴勇,等.周维顺教授治疗胰腺癌的经验.河北中医,2008,30(9):901]

大医有话说

孙玉冰认为由于人体正气亏损,七情内伤,外感湿热、饮食失常,导致肝胆气机受阻、脏腑失和而发病。全身性病理变化在局部表现为中上腹积证,谓为胰腺癌,病位实则在肝胆。本病邪在少阳胆经,位居中焦,采用和解少阳、清泄胆热,调和肝脾、健脾养血,使胆热除、肝气舒、脾胃健、气血和,气机受阻、脏腑失和能逐步得到改善。方中以小柴胡汤合逍遥散为基本方,柴胡疏肝解郁,黄芩清热燥湿,清少阳里热,党参、白术、甘草健脾理气,扶正和中,使邪气不得复转入里,大腹皮、茯苓利水消肿。因患者局部有积结癥块,给予局部敷药以活血化瘀、抗癌消积,既可止痛,又可缩小瘤体。内外同用,旨在消瘤。李红梅认为晚期胰腺癌临床辨证多属脾虚肝郁,兼湿浊内蕴。以健脾疏肝汤治之,疗效满意。方中黄芪、党参、白术、茯苓健脾益气;柴胡、白芍、香附、郁金、川楝子疏肝解郁;苏木、莪术、延胡索活血化瘀,理气止痛;大腹皮理气消胀;蚤休、半枝莲清热解毒抗癌。诸药合用,补气而不滞气,多用血中气药,使气血顺畅,肝气调达,胀痛自消。本方具有明显改善症状、稳定瘤体、提高生活质量和延长生存期等作用。尤建良认为胰腺癌的疼痛是最难解决的问题。肝主疏泄,有协助脾的运化功能,脾主运化,气机通畅,有助于肝气的疏泄。脾失健运,气滞于中,湿阻于内,会影响肝气的疏泄,肝失疏泄,气机郁滞,不通则痛,故胰腺癌患者往往有腹胀、上腹部隐痛或中等程度的疼痛。治疗胰腺癌在健脾为主的基础上,亦要重视疏肝理气,以减轻癌痛。用药应加大舒肝理气的力度。治以疏肝理气,利胆醒脾,方以柴胡疏肝散化裁,方中柴胡疏肝理气,加入枳壳、香附、青皮、延胡索加强疏肝理气,活血止痛功效。白芍养肝敛阴,和胃止痛,与柴胡一散一收,加强疏肝之功,以达郁邪。党参、白术益气健脾,八月札、香附、枳壳清热解毒抗肿瘤等。诸药合用,加强疏肝之力,治瘤的同时减轻癌痛,增强患者治疗信心。王庆才辨证治疗肝郁不舒型胰腺癌以疏肝理气,健脾利湿,解毒抗癌,散瘀止痛为原则,方中选用柴胡、枳壳疏肝理气;白术、猪苓、茯苓、生米仁健脾利湿;菝葜、干蟾皮、半枝莲、白花蛇舌草解毒抗癌;佐以鸡内金、生山楂、六曲消食助运。诸药配伍对缓解晚期胰腺癌临床所出现症状具有标本兼治的作用。周维顺认为肝郁蕴热型胰腺癌大致相当于中期胰腺癌,治疗上先行新辅助化疗,然后手术、术后再放疗、化疗结合中医药、免疫治疗。周老治疗肝郁蕴热型胰腺癌以疏肝解郁,清热解毒,健脾和胃为法,方中以柴胡、延胡索、香附、枳壳疏肝理气,八月札、白花蛇舌草、三叶青、蒲公英等清热解毒,谷芽、麦芽、神曲等消食健脾。

大医之法五:滋阴养血益气方

搜索

(1)陆菊星验方

药物组成:北沙参 24g,麦冬 24g,天花粉 12g,知母 12g,地骨皮 12g,水红花子 12g,桃仁 12g,白英 30g,白花蛇舌草 30g,土茯苓 30g,莪术 30g,制大黄 6g,壁虎 5 条,甘草 3g。

功效:养阴生津泻火。

主治:胰腺癌阴虚内热型。

[陆菊星,等. 辨证治疗中晚期胰腺癌 30 例. 浙江中医杂志,2000,35(4):150]

(2)周维顺验方

药物组成:党参 10g,黄芪 10g,苍术 10g,白术 10g,当归 15g,鸡血藤 30g,枸杞子 15~30g,熟地黄 15g,延胡索 15g,八月札 30g,浙贝母 30g,灵芝 30g,肿节风 15g,猪苓 15g,茯苓 15g,陈皮 10g,青皮 10g,姜竹茹 12g,姜半夏 10g,炙甘草 6g。

功效:补血益气,消肿散结,健脾和胃。

主治:胰腺癌气血两虚型。

[申兴勇,等.周维顺教授治疗胰腺癌的经验.河北中医,2008,30(9):901]

大医有话说

陆菊星认为晚期胰腺癌多辨证为阴虚内热型,由于放疗、化疗、手术给机体带来的各种创伤,机体反映出心烦易怒,五心烦热,口苦少津等典型阴虚内热表现,故使用养阴生津泻火,方以一贯煎合清凉甘露饮组成,方以北沙参、麦冬、天花粉滋阴生津,地骨皮清虚热,白花蛇舌草、土茯苓、莪术清热解毒。陆方全方生津泻火,使得邪去不复回。周维顺认为,疾病后期主要是气血两虚,当以补益气血之品为主如黄芪、党参、白术、熟地、枸杞子,加入青皮、陈皮、延胡索等理气活血,顺气的同时防止血瘀形成,而至患者更虚。全方补气益血,消肿散结,提升患者身体状况,延长患者生存时间。

第9章 原发性肝癌,最擅长隐藏的杀手

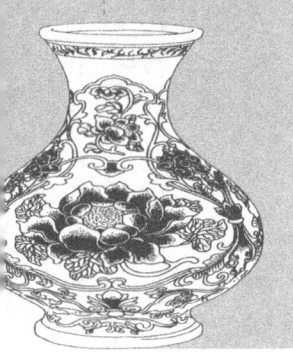

原发性肝癌是中国常见恶性肿瘤之一,是指肝细胞或肝内胆管细胞发生的癌肿。死亡率高,在恶性肿瘤死亡顺位中仅次于胃、食管而居于第三位。肝癌的发病病因与乙肝、丙肝等病毒性肝炎有着密切的联系,并且多数原发性肝癌的发病由肝硬化转变而来。其次,黄曲霉毒素对粮食的污染也有可能引发肝癌的发病。肝癌起病常隐匿,多在肝病随访中或体检中应用血清甲胎蛋白(AFP)及超声显像检查偶然发现肝癌,此时病人既无临床症状,体格检查亦缺乏肿瘤本身的特征,一旦出现症状,即肿瘤已进入中晚期。肝癌的主要症状为肝区疼痛,即右上腹疼痛、乏力消瘦、食欲减退、黄疸、腹水、出血、昏迷及全身衰竭等。本病属于中医学中的"胁痛"、"肝积"、"臌胀"、"黄疸"等范畴。

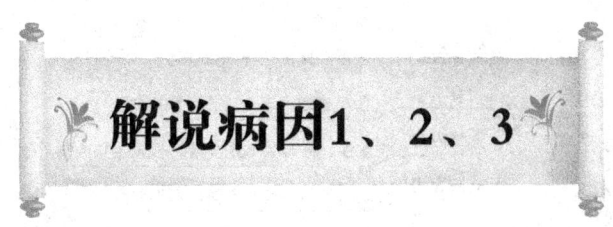

解说病因1、2、3

1. 病因

（1）外邪侵袭：湿热、湿毒等六淫之邪滞留经脉，侵袭人体，正虚不能逐邪外出，致使气滞血瘀，或气血失调，气血运行受阻，湿热痰毒结聚而成积。

（2）饮食不节：长期饮食不节，恣食肥甘厚味，或饮酒无度，或饮食不洁等损伤脾胃，导致脾不健运，湿浊内生，壅阻中焦，久而化热，湿热蕴毒结于胁部而发为本病。

（3）七情内伤：长期情志失调，导致脾胃失和，湿浊内生，水液无以运化；或导致肝失条达，气机郁结，气血运行不畅，湿浊、瘀毒、气滞相互胶结，日久蕴结成瘤，发为本病。

（4）脏腑虚弱：素体禀赋不足或久病、劳累过度、年老体虚等均可导致脏腑功能虚损，阴阳失调，气血运行不畅，复受外邪，邪毒留滞体内，引发本病。

2. 病机

（1）发病：本病起病隐匿，早期临床表现不明显。一旦发病进入中、晚期，常以肝区疼痛为首发症状。

（2）病位：本病病位在肝，常以脾胃、肾相关。

（3）病性：病属虚实夹杂，虚以脾气虚、肝肾阴虚为主，实以气滞、血瘀、痰湿、热毒为患。

（4）病势：本病发病多缓慢、隐匿，一旦发病，病情复杂，发展迅速，病机转化急剧，预后不佳。初起病机多以气郁、脾虚、湿阻为主，进一步可致湿浊、湿热毒瘀互结，耗伤阴血，终致正衰邪实，病情恶化，阴阳离决。

（5）病机转化：正虚邪实，本虚标实，因虚致病，因邪致实是肝癌总的病机特点。瘀、毒、虚是肝癌的基本病变,瘀毒互结,脾肾亏虚,邪实正虚互为因果,恶性循环,贯穿肝癌全过程,且晚期肝癌常表现为肝肾阴虚(图 9-1)。

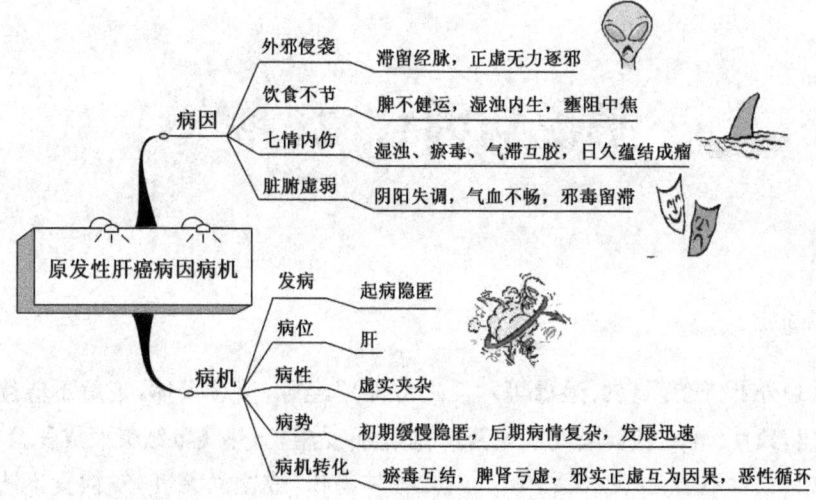

图 9-1　原发性肝癌的病因病机

中医治病,先要辨证

1. 肝气郁结

两胁疼痛,右胁胀疼,胸闷不舒,情绪波动后加重,纳差不欲食,肝大有肿块,舌苔薄白,脉弦。治以疏肝理气,方以柴胡疏肝散加减。

2. 气滞血瘀

两胁胀满作痛,痛引腰背,固定不移,入夜尤甚,或胁下有肿块,脘腹胀满,嗳气泛酸,恶心纳呆,大便失调,舌质紫黯,或舌红有瘀点瘀斑,苔薄白,脉弦或涩。治以行气活血,化瘀消积,方以膈下逐瘀汤加减或柴胡疏肝散合桃红四物汤加减。

3. 湿热瘀毒

胁下癥块,痛如锥刺,痛势加剧,脘腹胀满或腹大如鼓,肌肤黄疸,发热汗出,心烦易怒,口苦咽干,大便干,小便赤,舌质红绛有瘀斑,苔黄腻,脉弦滑或滑数。治以清热利胆,泻火解毒,方以龙胆泻肝汤合茵陈蒿汤加减。

4. 脾胃虚弱

神疲乏力,形体消瘦,腹大痞满,腹胀纳差,大便溏泻,胁下癥块,疼痛不适,颜面和四肢浮肿,舌淡胖,边有齿痕,苔薄白或白腻,脉缓。治以益气补脾,方以四君子汤或健脾理气汤加减。

5. 肝肾阴亏

胁肋隐痛,缠绵不休,癥块膨隆,形体羸瘦,腹大如鼓,潮热盗汗或高热烦渴,五心烦热,鼻出血,甚者呕血,头晕耳鸣,纳差呃逆,黄疸尿赤,舌红少津,苔花剥或光亮无苔,脉虚细数。治以养阴柔肝,益气养血,方以滋水清肝饮或一贯煎加减(图9-2)。

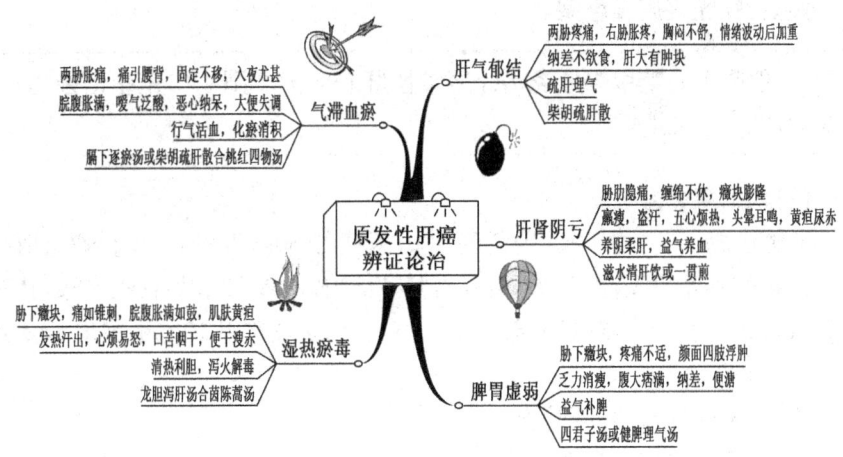

图 9-2 原发性肝癌的辨证论治

原发性肝癌的大医之法

大医之法一：活血化瘀化痰软坚方

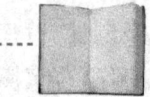

(1) 邬晓东验方

药物组成：蜈蚣 5 条，守宫 5 条，鳖甲 30g（先煎），白花蛇舌草 30g，溪黄草 30g，海藻 30g，浙贝母 30g，丹参 30g，党参 30g，茯苓 30g，茵陈 30g，泽泻 30g，郁金 12g，白术 12g，全蝎 12g，山慈姑 12g，三七 12g，五爪龙 40g，血竭 3g（冲服）。

功效：清热攻毒，活血化瘀，化痰软坚散结，佐以健脾祛湿。

主治：肝癌痰瘀毒壅型。

[邬晓东.鳖甲蜈蚣汤治疗原发性肝癌验案 2 则.山东中医杂志，2003，22(1)：52]

(2) 顾丕荣验方

药物组成：焦白术 60g，生黄芪 40g，薏苡仁 30g，煅牡蛎 30g，炒莱菔子 30g，白花蛇舌草 30g，炒党参 20g，当归 20g，猫人参 20g，炒白芍 15g，茯苓 15g，八月札 15g，广郁金 15g，柴胡 12g，黄芩 12g，炙鳖甲 10g，干蟾皮 10g，炒枳壳 9g，地鳖虫 9g。

功效：化湿解毒，补肝健脾。

主治：肝癌湿瘀互阻型。

[张志银.顾丕荣运用"抗癌三法"治疗肝癌的经验.中西医结合肝病杂志，2009，19(4)：238]

(3) 吕继端验方

药物组成：金刚藤 30g，八月札 24g，浙贝母 24g，射干 12g，川丹参 24g，炒全瓜蒌12g,法半夏10g,黄芩10g,白芍15g,枳实10g,香附12g,茜草10g,旋覆花10g(包煎),元胡10g,茯苓15g,白茅根30g。

功效:化痰清热,消瘀散结。

主治:肝癌痰热瘀滞型。

[张赤志.吕继端治疗肝癌经验.中医杂志,1995,36(9):531]

(4)彭胜权验方

药物组成:陈皮6g,白术12g,竹茹12g,法半夏12g,白花蛇舌草5g,猫爪草5g,石上柏5g,茯苓5g,女贞子5g,旱莲草5g,炙甘草5g,枳壳10g,太子参30g。

功效:清热解毒祛湿,益气健脾养阴。

主治:肝癌湿热毒蕴型。

[丁辉,等.彭胜权教授治疗原发性肝癌的临床经验.陕西中医,2005,26(9):943]

大医有话说

邬晓东认为对于肝癌的治疗从"毒、痰、瘀、湿、虚"着手,方中鳖甲、山慈菇、海藻、浙贝母软坚消痰散结;蜈蚣、全蝎、守宫、白花蛇舌草、溪黄草清热攻毒;三七、丹参、郁金、全蝎活血化瘀;党参、白术、茯苓、五爪龙、茵陈、泽泻健脾祛湿。诸药合用,共奏清热攻毒,消痰散结,活血化瘀,健脾祛湿之效。顾丕荣根据脉证辨本方患者为"肝受邪伤,气病在先,络瘀在后,瘀血与湿热邪毒互凝成癖",故采用补肝健脾,化湿祛瘀解毒之剂治疗。方中重用党参、白术、黄芪、当归、白芍等以扶正,薏苡仁、茯苓、枳壳等以化湿,白花蛇舌草、猫人参、黄芩等以清热解毒,干蟾皮、地鳖虫、炙鳖甲等以祛瘀软坚。后因瘀毒化火伤津,加用麦冬、天花粉以养阴生津。诸药合用,症状显著改善。吕继端认为肝癌系痰热瘀滞,阻滞经络,气血运行受阻,聚而为瘤,辨治须分清痰瘀二者孰轻孰重。痰浊重于瘀血,则化痰为主,消瘀为次;反之则化瘀为主;痰瘀并重者,选药则痰瘀并举,但清热解毒之品随证选用。用药仿小陷胸汤加味。法半夏辛温和胃化痰,配黄芩清泄肝胆邪热,以达辛开苦降,治痰热互结之证,益以瓜蒌、贝母清热化痰开结,用旋覆花、枳实、香附、元胡、丹参、白芍、茜草疏肝理气,活血止痛,伍金刚藤、八月札清热解毒,活血止痛。上药合用使痰热分清,瘀滞消融,邪毒得祛,癌肿逐消。彭胜权认为,原发性肝癌病因首重湿浊热毒,湿邪郁久化热化火,火郁成毒,邪毒结聚,阻塞经络,日久而成癌瘤。又或素体正气亏虚,阴阳气血不足,脏腑功能失调,复感湿热邪毒,深伏体内,留着不去,久则易引起气机逆乱,化癌生变。针对本病的病机特点,彭老在治法上主要以清热解毒祛湿为原则,集中药力以清解毒热,祛除湿浊之邪。彭老常以温胆汤为基础方,以祛湿化痰清热,邪去正安,故以猫爪草软坚散结,缩小癌肿,又加蛇舌草、石上柏以加强清热解毒抗癌之功,控制病情发展,诸药合用,共奏清热解毒,祛湿化浊,软坚散结之功效。以上之方用于原发性肝癌者多有良效,值得临床推广。

大医之法二:健脾疏肝方

搜索

(1)李佩文验方

药物组成:柴胡 8g,生地黄 15g,白鲜皮 10g,猪苓 10g,茯苓 10g,地肤子 10g,牡丹皮 10g,墨旱莲 10g,凌霄花 10g,葶苈子 10g,仙鹤草 15g,蒲公英 10g,百合 20g,石见穿 10g,石榴皮 15g,半枝莲 10g。

功效:健脾疏肝,清热利湿。

主治:肝癌肝郁脾虚型。

[李园. 李佩文治疗原发性肝癌经验. 中医杂志,2009,50(7):594]

(2)林丽珠验方

药物组成:柴胡 15g,白芍 15g,黄芩 15g,法半夏 15g,白术 15g,山慈姑 15g,党参 30g,白扁豆 30g,半枝莲 30g,茯苓 25g,大枣 10g,甘草 6g。

功效:健脾益气,疏肝消癥。

主治:肝癌肝盛脾虚型。

[郑心婷. 林丽珠教授治疗原发性肝癌经验介绍. 新中医,2009,41(2):11]

(3)刘碧清验方

药物组成:黄芪 30g,党参 20g,炒白术 15g,鸡血藤 20g,柴胡 12g,陈皮 15g,砂仁 10g,藿梗 10g,云苓 15g,鸡内金 20g,焦建曲 20g,薏苡仁 20g,茵陈

20g,虎杖 15g,香附 15g,当归 10g。

功效:健脾化湿,补益气血,兼以活血。

主治:肝癌脾虚湿困型。

[钱海兵,等.刘碧清治疗原发性肝癌经验举隅.山西中医,2003,19(6):7]

(4)邵梦扬验方

药物组成:广木香 12g,春砂仁 12g,八月札 30g,党参 12g,黄芪 15g,白术 12g,猪苓 60g,茯苓 30g,大腹皮 20g,枳壳 20g,厚朴 12g,大黄 6g(另包后下),炮山甲 15g(另包先煎),半枝莲 15g,蛇舌草 30g,炮姜 6g,茵陈 12g。

功效:疏肝健脾,软坚化结。

主治:肝癌脾肾阳虚型。

[刘书静.邵梦扬诊治肝癌之经验总结.江西中医药,2004,35(260):8]

大医有话说

李佩文治疗原发性肝癌的发生首先责之于肝气郁结。肝气调达,气机通畅,五脏乃和,六腑则安。若外感六淫或七情内伤,肝气郁结,疏泄无权,造成气滞血瘀,邪毒结聚成块,日久成积。脾为后天之本,脾气健运,需要肝气调达,肝郁化火,木旺乘土,横犯脾胃,必致脾虚;肝肾同源,肝肾之阴相互资生,肝血不足,肝阳妄动,下劫肾阴,导致肾亏。始于肝气郁结,终于脾虚、肝肾阴虚。故肝癌虽责之于肝,但通常肝脾肾三脏同病。而肝郁血瘀为肝癌发病的主导因素,贯穿于肝癌病证的始终。一方面,李老非常重视在中医辨证的同时,佐以"辨病"用药,病证同治。药方中多加入清热解毒,活血化瘀,软坚散结之品,直接针对"积"的治疗,如鳖甲、夏枯草、牡蛎、海藻、白花蛇舌草、水红花子、八月札等。同时,要注意的是肝癌患者同时有凝血机制的异常,非常容易合并出血的发生,而巨块型肝癌肿物有自发破裂出血的可能,需要慎用活血药,以防造成大出血危及患者生命。故蜈蚣、水蛭、三棱等破血化瘀药应该少用或慎用。可以加入仙鹤草、蒲黄等止血活血药,预防出血,止血不留瘀,尤其仙鹤草,还有补虚作用。本方中李老以清热解毒抗癌之品如蒲公英、石见穿、半枝莲等,配柴胡疏肝解郁,牡丹皮、生地、墨旱莲滋阴降火。诸药合用,并注重辨证论治,均能取得良好的效果。林丽珠教授认为原发性肝癌在治疗方面要强调疏肝健脾。肝之为病,多因肝郁不疏,气机不畅所致,每易侮脾犯胃,故林教授对肝癌的治疗主张以疏肝健脾为主,根据肝癌传变规律辅以清肝泻火、疏利三焦、滋肾养阴之法,临床中多以小柴胡汤加减治疗。肝盛脾虚型,常因肝郁乘脾,或肝气疏泄太过,横逆犯脾所致,与小柴胡汤证之病机最为契合,本证型以小柴胡汤加白术、茯苓等药以疏肝健脾益气,加之半枝莲、山慈姑清热解毒;党参、白术健脾补气。药后,患者症状基本消失,疗效较好。刘碧清教授认为肝癌病位虽在肝,然究其源头多与脾胃有关,肝为刚脏,体阴而用阳,以血为体,以气为用,若气血失调,生化乏源,必致肝失所用而成积证。脾主运化,胃纳水谷,游溢精气,共为后天之本,坐镇中州。若脾失健运,生化无权,水谷精微不得运化,而致水饮内生。临床上刘教授强调恢复脾胃运化功能,复其转枢之机,多用砂仁、焦三仙、云苓、白术、苏梗、鸡内金、山药之品,以芳香醒脾,助运化,资后天气血,使正气鼓动,御邪外出。然病机复杂,临床表现多端,脾胃失健,水湿内生,临床上又多见有水液内停之症,此时又要分清别浊,分利水湿,使各有所化。刘教授多用桑白皮、大腹皮、陈皮、车前子、白茅根等。脾胃亏虚,营卫不固,湿热疫毒内袭,蕴积于内,用茵陈、龙胆草、虎杖、苦参、半枝莲等以清利湿热。另外,临床多见肝癌患者气机不利之表现,刘教授多用柴胡、枳壳、香附、广木香等,使气机舒畅而又不至生发太过。总的来说,刘教授重脾胃,资化源,益气血,疏肝胆,调气血,利脉道,临床多以柴胡疏肝散随症加减,取效甚优。邵梦扬认为原发性肝癌以解毒、软坚散结辨病论治,主要是根据"瘀、毒、痰、虚"为癌基本病机的理论,应该根据辨证结果,坚守辨证中药运用。同时结合现代药理学研究成果,选用能激活人体免疫系统及抑制癌细胞的药物,以柴胡疏肝散合香砂六君子为基本方,在此基础上加用清热解毒、软坚散结之蛇舌草、半枝莲、炮山甲等,早期以攻为主,中期攻补兼施,晚期以补为主兼以攻。

大医之法三:滋补肝肾方

搜索

(1)刘嘉湘验方

药物组成:生地30g,北沙参30g,麦冬9g,生鳖甲12g,八月札15g,川郁金 15g,川楝子 12g,莪术 15g,赤芍 12g,白芍 12g,延胡 15g,漏芦 30g,半枝莲 30g,白花蛇舌草 30g,夏枯草 12g,生牡蛎 30g,西洋参 9g(煎汤代茶)。

功效:滋阴柔肝,佐以理气化痰,清热解毒。

主治:肝癌肝肾阴虚型。

[高虹.刘嘉湘教授辨治肝癌经验.辽宁中医杂志,1997,24(6):248]

(2)吕继端验方

药物组成:醋炒鳖甲 30g(先煎),白茅根 30g,丹参 24g,白芍 15g,生地 15g,茯苓 12g,射干 10g,丹皮 12g,麦冬 12g,炒鸡内金 10g,青皮 10g,土鳖虫 10g,茜草 10g。

功效:滋补肝肾,化瘀通络。

主治:肝癌肝肾阴虚型。

[张赤志.吕继端治疗肝癌经验.中医杂志,1995,36(9):531]

大医有话说

刘嘉湘临床辨治肝癌时既强调补肝体之不足,又注意泻肝用之有余。在肝癌形成的病机变化中,肝用之有余,主要是指因外邪侵袭,或饮食不节,或情志抑郁,导致肝气郁滞,气血瘀阻,或湿毒内蕴,气机不畅,致邪毒、湿热、瘀血等病理产物产生并胶结于内,气血失调是其主要病理表现,刘老遣方用药补益肝体的同时,常配以清热化湿、解毒化瘀、软坚散结诸法,结合疏肝理气之剂,以泻其实。方中生地、沙参、麦冬滋阴清热,赤芍、白芍养肝柔肝,延胡索、柴胡疏理肝气,漏芦、半枝莲、白花蛇舌草等清热解毒抗癌,西洋参顾护正气。刘老辨证论治,依据肝脏生理病理特点,根据不同情况予以相应药物,取得良好的治疗效果。吕继端认为肝肾阴虚,瘀血阻络,治宜滋补肝肾,化瘀通络。吕老认为肝藏血,肾藏精,精血互生,肝肾同源,故肾精肝血,休戚相关,一荣俱荣,一亏俱亏。若肝肾亏损,精血匮乏,经脉失却濡润,血行无以流畅,脉道壅塞痹阻,日久聚而为瘤。药用一贯煎加减。用丹参、白芍、生地、丹皮、麦冬补益肝肾,达到"养正积自消"之目的。选鳖甲、土鳖虫、茜草清热化瘀。吕老恐大队补益肝肾、化瘀通络药有碍脾胃功能,多配用茯苓、山药、鸡内金,健脾益胃,载药以达病所。诸药相配,药至而病除。

第10章 当心伪装高手 胆囊癌

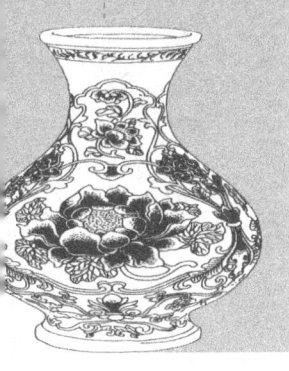

胆囊癌为胆道系统中常见的恶性肿瘤之一,在胆囊恶性肿瘤中胆囊癌占首位,其他胆道肿瘤有肉瘤、原发性恶性黑色素瘤、巨细胞腺瘤等。胆囊癌女性较男性多,约为男性的2~4倍,好发于50~70岁。胆囊癌的确切病因尚不清楚,一般认为与慢性胆囊炎、胆囊结石密切相关。这可能由于结石长期慢性刺激,致使胆囊黏膜增生、变性,进而癌变。癌肿的发生与结石的大小也有密切关系,结石直径小于10mm者癌症发生率为10%,结石直径20~22mm者发病率约为24%。胆囊癌早期临床症状极其不典型,与慢性胆囊炎、胆结石症状相似,主要表现为中上腹及右上腹疼痛不适、消化不良、嗳气、胃纳减退、黄疸等,在疾病的后期,主要是持续性钝痛、黄疸并伴有恶病质表现。本病相当于中医学"胆胀"、"癥瘕"、"黄疸"范畴。

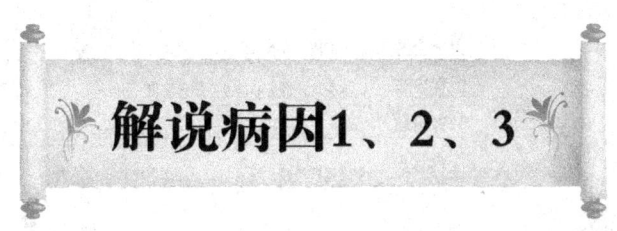

解说病因1、2、3

1. 病因

(1)情志失调:情志抑郁,或暴怒伤肝,或悲哀气结等,使肝失条达,气机阻滞,脉络受阻,血行不畅,气滞痰瘀,日积月累,而成积聚。

(2)饮食内伤:饥饱失常,或嗜酒过度,损伤脾胃,以致运化功能失职,湿浊内生,郁而化热,熏蒸肝胆,胆汁不循常道,湿热蕴结,发为肿块。

(3)脾胃阴虚:劳伤过度或饮食不洁,损伤脾阳,寒湿瘀结,肝胆失于疏泄,胆汁壅结而溃于肌肤而发为黄疸晦暗,胆汁壅塞而成肿块。

(4)久病体虚:由于胆囊慢性炎症,或因结石、腺瘤等疾病长期不愈,正气不足,气血凝滞,脉络痹阻,升降失常。肝病传脾,脾失健运,痰湿内生,久则痰瘀互凝,气血壅滞更甚,逐渐化为癥块。

2. 病机

(1)发病:本病初起隐匿,随后缓慢发病,后期病情严重。

(2)病位:本病病在胆,但与肝、脾密切相关。

(3)病性:本病的性质是虚实夹杂,以虚为本,以实为标,脾胃阴虚、脏腑气虚为本,血瘀、湿热、痰浊、毒邪为标。

(4)病势:初起多以标实为主,中期虚实夹杂,晚期则以本虚为主。

(5)病机转化:病程短者多因情志不调、饮食内伤,而致气滞、痰浊、瘀血、湿热内生,毒邪凝滞,湿热熏蒸肝胆,形成积聚;病程较长者,气虚血瘀,脾气日衰,气血化生之源,正气愈虚,癥瘕留著愈不易消散。由于毒邪留于胆腑气滞血瘀脉络受阻,热壅血瘀,故疼痛不止;胆失疏泄,胆液不循常道而外溢,出现黄疸,肝胆失于疏泄条达,不能疏木,脾不健运,胃失和降,则出现恶心呕吐，饮食不振。后期脾土衰败，气血亏虚，出现消瘦、乏力等恶病体质（图 10-1）。

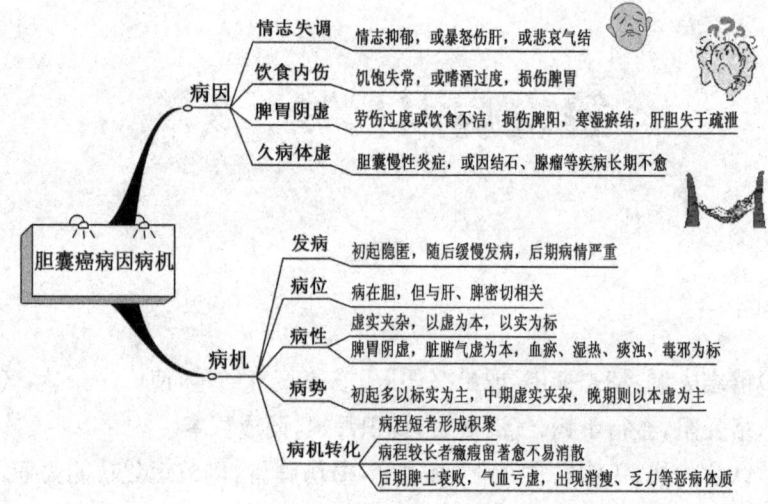

图 10-1　胆囊癌的病因病机

中医治病，先要辨证

1. 肝气郁结

右胁隐痛、胀痛或闷痛，低热或发热，食欲减退，或有恶心呕吐，或目黄、身黄、小便黄赤，舌质淡红或淡黯、苔薄，脉弦细。治以疏肝利胆，化痰软坚，方以大柴胡汤合大黄䗪虫丸加减。

2. 胆腑湿热

右上腹积块，疼痛不适，或持续胀痛，多向右肩背放射，身目俱黄，恶心呕吐，身热不扬，食欲不振，身体消瘦，高热寒战，或往来寒热，小便黄赤，大便秘结，舌质红，苔黄腻，脉濡数。治以清热化湿，利胆降浊，方以茵陈蒿汤合龙胆泻肝汤加减。

3. 瘀毒内结

右上腹持续性疼痛,以刺痛为主,且有明显包块,疼痛拒按,或见身目黄染,胸闷纳呆,恶心,乏力,大便不畅,舌质黯红伴有瘀点或瘀斑,苔腻,脉弦或沉涩。治以清肝利胆,活血化瘀,方以龙胆泻肝汤合桃红四物汤加减。

4. 胆毒内盛

右上腹积块,大如覆盆,硬痛不移,发热不退,身黄目黄,口苦咽干,恶心呕吐,脘闷不饥,身体瘦削,大便秘结,小便黄,舌质红绛,苔焦黄,脉弦数。治以清热解毒,利胆泄浊,方以犀角散合茵陈蒿汤加减。

5. 肝肾阴虚

右胁部隐痛,遇劳加重,口干咽燥,午后潮热或五心烦热,头晕目眩,身目俱黄,小便黄,大便秘结,舌红少苔,脉弦细或细数。治以养阴柔肝,方以一贯煎加减。

6. 脾肾阳虚

胆囊区隐痛,神疲畏寒,目黄身黄,黄色晦暗,脘闷纳呆,口淡不渴,大便溏薄,小便清长,舌质淡,苔白腻,脉濡缓或沉迟。治以温阳祛湿,疏肝健脾,方以茵陈术附汤加减(图10-2)。

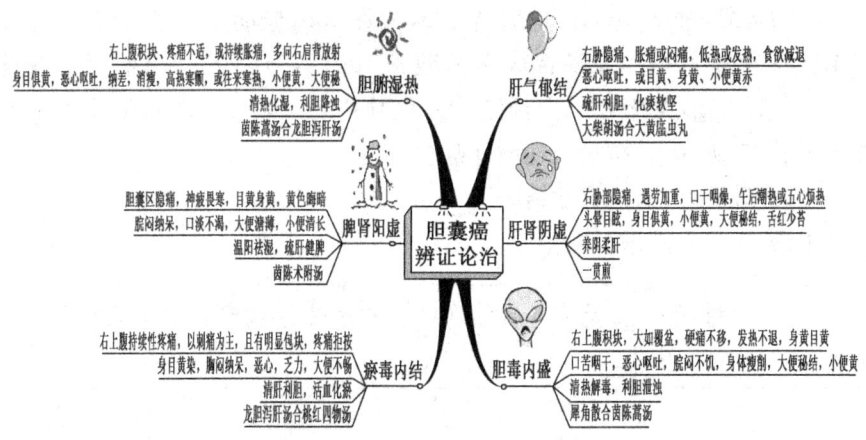

图10-2 胆囊癌的辨证论治

胆囊癌的大医之法

大医之法一：健脾散结方

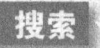

(1) 尤建良验方

药物组成：党参 10g,炒白术 10g,茯苓 10g,茯神 10g,猪苓 30g,姜半夏 10g,陈皮 6g,炒谷芽 15g,炒麦芽 15g,薏苡仁 10g,怀山药 20g,鸡内金 15g,炒山楂曲 15g,柴胡 6g,黄芩 6g,枳壳 10g,参三七 10g,八月札 30g,片姜黄 12g,甘草 6g。

功效：健脾理气，利胆散结。

主治：胆囊癌脾虚湿阻型。

[尤建良．胆囊癌验案三则．辽宁中医杂志,2007,34(12):1797]

(2) 车习耕验方

药物组成：肿节风 30g,绞股蓝 30g,茵陈 40g,柴胡 10g,郁金 10g,穿山甲 10g,干蟾皮 10g,白花蛇舌草 30g,莪术 10g,西洋参 10g,白术 10g,茯苓 15g,藤梨根 30g,灵芝 15g,生薏仁 30g,生甘草 8g,焦三仙 20g,生黄芪 30g,苍术 10g,扁豆 10g。抗癌止痛散外敷。

功效：健脾益气，抗癌散结。

主治：胆囊癌脾虚湿阻型。

[车习耕,等．中药内外合治晚期胆囊癌临床观察．中华医药学杂志,2003,2(8):93]

大医有话说

尤建良治疗经验："胆病以肝求之，先通过辨证论治控制痛、胀、疸、热，随即回归健脾和胃，微调平衡，达到人癌和平共处，最终抑瘤消积。"尤建良教授认为本病乃肝郁脾虚气滞，瘀热互结胆经，郁滞成积，呈持续性胀痛。积久克土，必损及后天之本，使脾失健运，胃失和降。方中党参益气固本、增强机体免疫力，猪苓育阴利湿、激发潜能，茯神宁养神明，薏苡仁、谷芽、麦芽养胃醒中，炒白术、茯苓健脾化湿，黄芩清化湿热，鸡内金、八月札消积，片姜黄、参三七散瘀行滞，甘草调和众药。诸药合用微调平衡，激发潜能，调控岩邪。车习耕对整个胆囊癌的辨证归根结底是脾胃虚弱，肝胆不和，故其拟定基本方瘤肿消，健脾疏肝，化瘀解毒，再根据证型的偏重而辨证加减。方中以西洋参、薏苡仁益气健脾渗湿为君药，现代药理研究西洋参对机体有"适应原"样作用，能增强机体对各种明显刺激的防御能力，能引起癌细胞原浆变性，也使细胞的核分裂停止在中期。肿节风、绞股蓝清热攻毒，活血止痛同为君药组，肿节风能抑制癌细胞核分裂，又有免疫调节作用与抑菌作用，绞股蓝能防止正常细胞癌变，并促使细胞发挥自我治愈的能力，引导癌细胞恢复正常。茯苓、灵芝、白术健脾利湿为臣药；茵陈、干蟾皮、白花蛇舌草清热解毒抗癌同为臣药。柴胡、郁金、穿山甲、藤梨根疏肝理气、解毒散结为佐药。甘草缓解药性，又有补气之功，焦三仙健脾消食，引经下行为使药，全方奏健脾疏肝，解毒化瘀止痛之功。除基本方外，车习耕对脾虚证候加以苍术、扁豆健脾祛湿；再加以黄芪补益脾气。全方补虚扶正，祛邪同用，治疗效果佳。

大医之法二：疏利肝胆方

搜索

(1)尤建良验方

药物组成：柴胡10g,延胡索10g,白芍15g,郁金10g,猪苓20g,黄芩10g,山栀子15g,车前子(包)30g,清半夏10g,茵陈30g,虎杖10g,郁金10g,潞党参10g,炒白术10g,茯苓10g,茯神10g,怀山药20g,片姜黄10g,川楝子6g,炙鸡内金10g,赤芍10g,白芍10g,马鞭草30g,地骨皮30g,龙葵20g,藤梨根15g,徐长卿30g,甘草6g。同时配服由青黛、野菊花、山慈姑、三七粉按

1∶3∶2∶2比例配制的散剂1g。

功效:疏肝利胆,除湿退黄,清热解毒抗癌。

主治:胆囊癌肝胆湿热型。

[尤建良.胆囊癌验案三则.辽宁中医杂志,2007,34(12):1797]

(2)陈博验方

药物组成:薏苡仁100g,茵陈60g,白花蛇舌草60g,赤芍60g,败酱草45g,制鳖甲10g,莪术5g,夏枯草60g,白茅根30g,仙鹤草45g,垂盆草45g,荆芥2g,茜草12g,人工牛黄2g(入囊吞服)。

功效:疏肝利胆,清热利湿,抗癌排毒,软坚散结。

主治:胆囊癌肝胆湿热型。

[陈博,等.中医药治疗胆囊癌的经验.中国医药导刊,2009,11(8):1401]

大医有话说

胆囊癌造成胆道梗阻必然出现黄疸,兼有上腹部疼痛,肿块胀满,发热,口苦,纳差,大便呈陶土色等症状,同时出现胆管炎引起的一系列症状。胆是"中精之腑",储胆汁而传化水谷与糟粕,它的功能以通降下行为顺。凡素体脾虚,情志不畅,寒温不适,饮食不节,过食油腻等均可导致气血郁积胆腑和湿热瘀结中焦成积成瘤。积滞与湿热熏蒸肝胆,胆汁不循常道,浸淫及溢于肌肤发为黄疸。尤建良教授认为胆囊癌湿热蕴结者治当清化湿热,利胆退黄。方以《伤寒论》茵陈蒿汤加化瘀软坚散结、解毒消肿抗癌作用中药,如:片姜黄、龙葵、藤梨根、徐长卿等,同时大剂量猪苓等调节机体免疫功能,可抑制肿瘤复发转移。该方用柴胡、延胡索、白芍、郁金疏肝柔肝,行气止痛,黄芩、山栀子泻火解毒,清热燥湿,茵陈、虎杖、车前子清利湿热,除湿退黄,发热者加马鞭草、地骨皮退热,青黛、野菊花、山慈姑、三七粉具有活血化瘀、软坚散结,解毒消肿作用。诸药合用乃有持续稳定的控癌效果。陈博认为胆囊癌之初,多因湿热毒邪入侵肝胆,肝胆湿热内生,产生痰毒。方中以茵陈利胆祛湿退黄;垂盆草、薏苡仁清热利湿;白花蛇舌草、败酱草、莪术、夏枯草清热解毒,抗肿瘤;白茅根、仙鹤草、茜草凉血止血,利胆退黄;牛黄解热解毒,疗疮。诸药合用,黄疸消,症状大减,病情稳定。

大医之法三：健脾疏肝化饮除湿方

搜索

(1)尤建良验方

药物组成：葶苈子15g,大枣12枚,白芥子10g,苏子10g,莱菔子30g,桂枝4g,茯苓30g,柴胡10g,延胡索10g,清半夏10g,陈皮6g,茵陈30g,潞党参10g,炒白术10g,白芍10g,片姜黄10g,甘草6g。

功效：降逆化饮,健脾疏肝。

主治：胆囊癌痰饮内停型。

[尤建良．胆囊癌验案三则．辽宁中医杂志,2007,34(12):1797]

(2)陈博验方

药物组成：旋覆花10g(包煎),代赭石10g,白花蛇舌草30g,薏苡仁30g,白茅根30g,赤芍30g,生制鳖甲10g,三棱5g,三七30g,仙鹤草45g,炒枳壳3g(后下),姜半夏10g,姜竹茹10g,五灵脂5g(包煎),蒲黄5g(包煎)。

功效：疏肝理气,健脾和胃,兼以活血化瘀,软坚散结。

主治：胆囊癌肝气乘脾型。

[陈博,等．中医药治疗胆囊癌的经验．中国医药导刊,2009,11(8):1401]

大医有话说

尤建良教授初诊本方患者时邪实与正虚并见,胆气横逆,肺胃之气不降,饮停湿泛,呃逆不止,痰多胸痞,腹部胀痛难忍,舌苔水滑白腻,脉滑。故急则治标而不忘中焦枢纽,先以葶苈大枣泻肺汤合三子养亲汤降逆化饮,兼以健脾疏肝,获效后中病即止。关键点在于葶苈大枣泻肺汤的使用,如病后仍继续使用,则伤正。方中苏子降气化饮,莱菔子下气祛浊,还能导滞,白芥子善去皮里膜外之痰,促"顽痰"外出,使水归正化。陈博认为胆之病,必牵涉至肝,肝气乘脾,以至脾失健运,代赭石功专沉降逆气清降肝火;旋覆花专功下气而消结化痰;白花蛇舌草清热解毒;五灵脂苦甘性温,生用活血散瘀、行气止痛;蒲黄甘辛性凉,凉血止血活血消瘀。五灵脂与蒲黄相伍为用能通利血脉、祛瘀止痛。诸药合用,患者腹部无疼痛,病情稳定。

大医之法四：活血化瘀止痛通络方

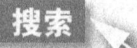

(1) 杨勤龙验方

药物组成：穿山甲 10g，鳖甲 10g，龟甲 12g，水蛭 10g，三七 10g，地肤子 30g，元胡 12g，丹参 30g，太子参 25g，熟大黄 9g，车前子 30g，桑白皮 10g，茵陈 30g，白术 12g，金钱草 30g，柴胡 12g，地骨皮 12g。

功效：活血止痛，利胆退黄，佐以健脾利水，祛风止痒。

主治：胆囊癌正虚血瘀型。

> [杨勤龙．三甲利胆汤治疗胆囊癌 30 例．四川中医，2009，27(4)：85]

(2) 陈博验方

药物组成：龙葵 30g，蝼蛄 2 条，川贝 10g，薏苡仁 100g，野灵芝 30g，三七粉 10g，茵陈 30g，赤小豆 60g。

功效：通络化瘀，利水散结，化痰祛湿，扶正抗癌。

主治：胆囊癌瘀毒水阻型。

> [陈博，等．中医药治疗胆囊癌的经验．中国医药导刊，2009，11(8)：1401]

大医有话说

杨勤龙认为本病的病因多端，正如《景岳全书·黄疸》中所提出的"黄家所得，从湿得之"。而《景岳全书·积聚》篇说："积聚之病，凡饮食，血气，风寒之属皆能致之。"但其病机，主要是湿滞中焦而阻于胆道。同时本病的形成也与正气虚弱密切相关。方中鳖甲、龟甲软坚散结、滋阴化瘀；穿山甲、水蛭、三七、元胡、丹参活血止痛；熟大黄经过炮制后药性缓和达到了利胆退黄，去瘀血不伤正的目的。配合茵陈、金钱草增强了去黄的功效。太子参益气生血，起到了扶正培本的作用。白术健脾利湿，佐以地肤子共奏祛风止痒的功效。但在临床上应根据病史长短，邪正盛衰，辨证施治。所以在治疗积聚之证时,要始终遵循祛邪而不伤正的原则,慎用苦寒攻伐之猛药,并及时做好黄疸消退后的善后调理工作以达到事半功倍之效。陈博认为痰毒入肝经,阻于血络,痰血瘀结,积入右胁而成痞块,肝失疏泄,气血运行不畅,瘀积成瘤。龙葵、蝼蛄、三七活血通络,利水排毒,软坚散结,川贝化痰散结软坚,赤小豆、茵陈、薏苡仁健脾利湿,野灵芝扶正抗癌。治疗后患者已如常人,正常生活工作。

大医之法五:益气养阴方

搜索

朱培庭验方

药物组成:太子参12g,生地黄12g,枸杞子12g,何首乌12g,白术12g,白芍12g,黄芪30g,青皮9g,玫瑰花3g,陈皮9g,白残花3g,白花蛇舌草30g,蛇莓12g,蛇六谷12g,红藤15g,菝葜10g,龙葵15g,生大黄10g,茵陈15g,虎杖10g,郁金10g,莱菔子10g,生山楂12g,延胡索10g,甘草6g。

功效:益气养阴,佐以理气化痰,清热解毒。

主治:胆囊癌气阴两虚型。

[方邦江,等. 朱培庭治疗胆道癌经验. 中医杂志,2005,46(1):17]

大医有话说

朱培庭认为胆道癌病机较为复杂,临床上实难见到单一的发病病机,临床上多表现为寒热混杂、虚实夹杂。正虚邪陷为主是其主要病理特点。大凡肿瘤的形成都是在人体正虚的条件下,邪毒因虚而入形成积聚,导致气血运行失常,气滞血瘀,日久气血痰湿交结成块,致使癌瘤的发生,亦即"邪之所凑,其气必虚"。朱老提出治病必求其本,胆道癌只有从肝论治,才能正本清源。因此,朱老在胆道癌治疗过程中始终重视疏肝利胆之法。在遣方用药时,所选理气药宜以不损胃,不耗气,不伤阴为度,尤擅用青皮、陈皮、八月札、绿萼梅、玫瑰花、白残花、佛手等果皮及花类药物,取其轻清之性,于平淡中显神奇。另外,朱老宗"六腑以通为用"之论,在治疗胆道癌时不管该病处何阶段，始终贯彻通腑利湿基本法则，临床用药喜以大黄、茵陈、虎杖、郁金、莱菔子、厚朴、沉香曲等通腑降逆、利湿退黄之药，开启塞闭，用之临床收效甚佳。对于消肿抗癌，朱老临证施药尤喜选用如白花蛇舌草、蛇莓、蛇六谷、红藤、菝葜、白英、野葡萄藤、龙葵等一些临床具有抗癌作用的清热解毒、破积化瘀类中草药。用之临床对缩小肿块，确有效验。

第11章 攻克大肠癌,中医名家来帮你

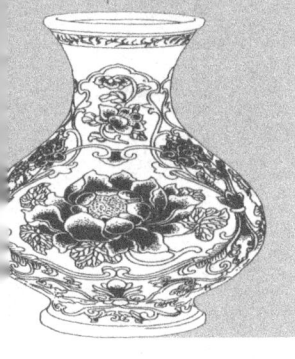

　　大肠癌是指大肠黏膜上皮在环境或遗传等多种致癌因素作用下发生的恶性病变,是最常见的消化道恶性肿瘤之一,仅次于胃癌和食管癌。本病好发于直肠和乙状结肠,约占肿瘤发生的778%,多发生在40~50岁年龄段,男女发病比率约为16∶1。根据肿瘤发生的部位,可分为直肠癌和结肠癌,前者早期无明显症状,或大便带血,以后逐渐出现大便频、黏液便、血便、里急后重等症状。晚期可因肠腔狭窄,大便外形变细或扁平。后者主要表现为腹痛,先呈间歇性隐痛、后为持续性疼痛、绞痛、便溏、带脓血,便次增多。晚期肠癌均可见消瘦、乏力,并可扪及腹中包块。中医学对大肠癌的称谓不一,属于"肠积"、"积聚"、"肠覃"、"脏毒"、"锁肛痔"等的范畴。

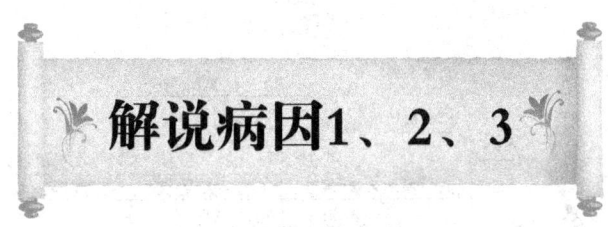

解说病因1、2、3

1. 病因

(1)饮食不调:饮食不节,恣食肥甘、燥热、醇酒厚味或生冷之物,误食不洁之品,渐成久痢久泻,导致脾不健运,湿热蕴毒下迫大肠,热伤肠络,毒邪成痈而发为肠覃。

(2)情志内伤:忧思抑郁,情志失调,辛劳过度,肝脾不调、脾胃失和,湿浊内生,气逆而乱,郁而化火,湿热蕴毒下注,浸注肠道,气滞血瘀,日久蕴结成瘤,发为本病。

(3)正气虚损:素体阴虚复因湿热久积化火,火盛伤阴,或久泻无度,损伤阴液,而见肝肾阴虚之象;素体脾肾不足,运化无权,生化无源,复因湿毒蕴结成积,病久更易耗伤脾肾阳气,而致脾肾阳虚或气血亏虚,虚实互见。或年老体弱,脾肾不足,复受外邪,致邪毒下注浸淫肠道,气血运行受阻,日久邪毒瘀滞积结肠道,生成癌症。

2. 病机

(1)发病:缓慢发病为多。
(2)病位:本病病位在肠,与脾、胃、肝、肾密切相关。
(3)病性:本病的性质是本虚标实,脾肾虚弱为本,湿聚、气滞、热蕴、血瘀为标。
(4)病势:初起多以湿热、瘀毒为主,中期虚实夹杂,晚期则以脾肾阳虚、肝肾阴虚为主。
(5)病机转化:本病病机重点在于"虚""毒""湿""瘀""痰"5个方面,临床上上述病机因素往往又相互交叉,互为因果,相互联系。其主要病机为机体阴阳失调,脾胃虚弱,湿热瘀毒互为关系,使大肠络脉受阻,久而成积。

湿热、气滞、血瘀日久可导致脾肾亏虚、肝肾阴虚等证，而正气不足，又易致湿热邪毒内生，而出现湿热、瘀毒、气滞之象。内因往往为发病的主要因素，但是外因在一定的条件下，也能引起癌变的发生(图11-1)。

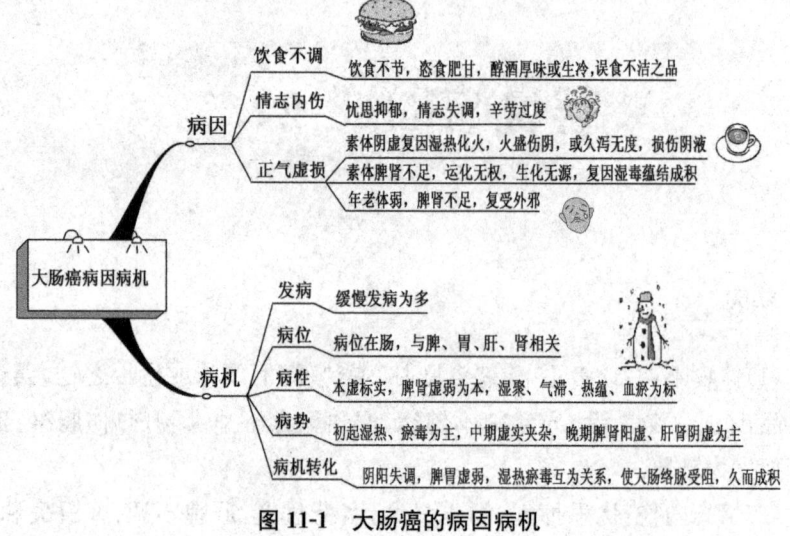

图 11-1 大肠癌的病因病机

中医治病，先要辨证

1. 湿热内蕴

腹痛拒按，便溏腹泻或大便不爽，便带黏液，脓血便，或里急后重，纳差恶心，乏力倦怠，小便黄，舌质红，苔黄而腻，脉滑数或沉细滑。治以清热利湿，健脾解毒，方以葛根芩连汤合白头翁汤加减或槐花汤加减。

2. 瘀毒内阻

腹痛腹胀，痛处固定不移，拒按，甚则绞痛，大便困难伴脓血，气味恶臭，心烦口渴，纳差恶心，面色晦暗，腹部可触及包块，舌质红绛，有瘀斑或瘀点，苔黄，脉弦滑或弦细。治以活血化瘀，理气化滞，祛瘀攻积，方以膈下逐瘀汤合大柴胡汤加减或桃红四物汤加减。

3. 脾虚湿滞

面色少华或萎黄，肢体倦怠乏力，不思饮食，时有腹胀或腹部隐痛，大便溏薄或夹有不消化之物,或胸闷呕恶,舌苔白腻,脉细濡。治以健脾益气,理气化湿,方以香砂六君子汤加减。

4. 脾肾阳虚

面色萎黄或苍白,腰膝酸软,倦怠乏力,形寒肢冷,纳差腹胀,腹痛绵绵,喜温喜按,五更泻或污浊频出无禁,舌淡胖,边有齿痕,苔薄白,脉沉细。治以温补脾肾,解毒化湿,方以参苓白术散合四神丸加减,或附子理中汤合四神丸加减。

5. 肝肾阴虚

头晕耳鸣,口苦咽干,五心烦热,潮热盗汗,腰酸背痛,失眠多梦,腹部疼痛,大便不爽,时有脓血及黏液,舌质红或红绛,苔花剥或无苔,脉细弦。治以滋补肝肾,泻火解毒,方以大补阴丸合六味地黄丸加减。

6. 气血双亏

面色无华或苍白,消瘦乏力,神疲,心悸气短,口淡无味,纳呆腹胀,便下脓血腐臭,或脱肛下坠,舌质淡,苔白或无苔,脉细或沉细无力。治以益气养血,厚肠解毒,方以十全大补汤加减(图11-2)。

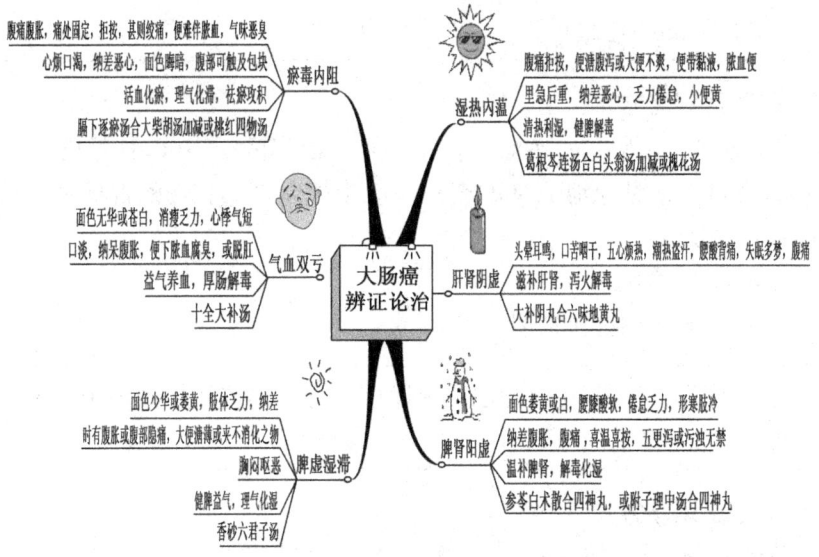

图11-2 大肠癌的辨证论治

大肠癌的大医之法

大医之法一：益气滋阴养血方

(1) 柏连松验方

药物组成：黄芪30g，党参30g，白术9g，茯苓9g，全当归9g，制黄精30g，白芍药30g，半枝莲30g，白花蛇舌草30g，藤梨根30g，仙鹤草30g，瓜蒌仁9g，鸡内金9g，香谷芽30g，焦山楂9g，神曲9g。

功效：益气养血，扶正祛邪。

主治：大肠癌气血虚衰型。

[张雅明．柏连松运用扶正祛邪法治疗大肠癌的经验．上海中医药杂志，2005，39(9)：29]

(2) 张海深验方

药物组成：生地30g，熟地30g，生山药30g，山茱萸10g，牡丹皮10g，茯苓10g，当归30g，紫花地丁30g，虎杖15g，半枝莲30g，白花蛇舌草30g，蜈蚣2条，石斛20g。

功效：益阴养血。

主治：大肠癌阴虚血枯型。

[张海深，等．扶正抑瘤法在大肠癌治疗中的应用．中国中医药信息杂志，2001，8(10)：7]

(3) 赵玉刚验方

药物组成：白花蛇舌草30g，半枝莲15g，黄芪10g，生地15g，仙鹤草10g，藕节10g，枳壳20g，牡蛎20g，莪术10g，厚朴10g，升麻10g，延胡索20g，乌药15g，白芍10g，甘草5g。

功效:解毒抗癌,益气养阴。
主治:大肠癌气阴两虚型。

[赵玉刚.解毒法在结肠癌治疗中的运用.黑龙江中医药,1998,3:32]

(4)孙桂芝验方
药物组成:黄芪30g,当归10g,白芍15g,熟地黄10g,太子参15g,白术10g,阿胶10g(烊化),生薏苡仁30g,甘草6g,肉桂6g,枸杞子30g,菟丝子10g,鸡血藤15g,槐花15g。
功效:补气养血,扶脾益肾。
主治:大肠癌气血双亏型。

[张新,等.孙桂芝治疗大肠癌经验.山东中医杂志,1998,17(4):173]

大医有话说

柏连松认为本病系正气不足,邪气乘虚而入所致。在疾病的不同阶段,提倡应从整体观念出发,分期辨证论治,采用相应的治疗方法。早期属于气血瘀滞,湿热毒蕴所致,应予以消瘤为主,或祛邪兼扶正,使得邪去而正不伤。方中黄芪、党参、白术、茯苓益气健脾;当归、白芍、黄精养血和血;半枝莲、白花蛇舌草、藤梨根清热解毒消瘤;仙鹤草收敛止血;鸡内金、香谷芽、焦山楂、神曲健胃和中。上药合用,共奏益气养血,扶正祛毒之功效。对于要求保守治疗或全身情况不能耐受手术的患者,以中药治疗为主,还可改善患者的生活质量,延长生存期。张海深认为大肠癌术后扩散或未手术而肿瘤范围较大,行放疗化疗后,患者必定气阴两伤,加之术后或者肿物过大,同样阴血必伤,故张海深自拟益阴抑瘤汤,方中六味地黄汤滋阴养血,紫花地丁、蜈蚣等解毒抑瘤。现代药理研究表明:六味地黄汤能提高机体对肿瘤细胞的抑制作用,同时对放化疗所致的骨髓抑制及肾上腺皮质功能受抑等有缓解作用;虎杖能防治放化疗时的白细胞下降;紫花地丁可在一定程度上减轻放化疗的毒性;蜈蚣、白花蛇舌草能使癌细胞受抑,以致溶解坏死。赵玉刚认为浊邪长期停滞体内酿成癌毒,并且在人体正气不足之时攻击人体,渐发为癌肿。故在治疗上除了使用清热解毒、软坚散结,抗癌之品如白花蛇舌草、莪术、半枝莲、牡蛎等，尚可加入益气养阴之品如黄芪、生地、白芍等。诸药合用，共奏抗癌解毒，益气养阴之效。孙桂芝认为大肠癌的发病是由于饮食不节，恣食肥甘厚腻，或饮食不洁，久染肠疾，久泻久痢，损伤脾胃，致使湿热内生，热毒湿聚结于大肠而成。本病虽只是大肠的局部病变，但从整体出发，又是全身机能失调的局部表现。治疗本型肠癌，医疗首先重在健脾益气，扶正固本，调整机体免疫力，使正胜邪怯。方用参、术、草补脾益气；归、芍、地滋养心肝，加川芎入血分而理气，则归、地补而不滞，术入气分以调和脾胃。黄芪、肉桂温补全身。全剂配合，共收气血双补之功。

大医之法二：清热解毒益气养阴方

搜索

柏连松验方

药物组成：黄芪 30g，党参 30g，白术 9g，茯苓 9g，淮山药 30g，北沙参 15g，麦门冬 9g，黄连 3g，木香 6g，半枝莲 30g，白花蛇舌草 30g，鸡内金 9g，香谷芽 30g，扁豆衣 9g。

功效：益气养阴，清热解毒。

主治：大肠癌热毒伤阴型。

[张雅明．柏连松运用扶正祛邪法治疗大肠癌的经验．上海中医药杂志，2005，39(9)：29]

大医有话说

柏连松认为患者直肠癌根治术后，加之正接受化疗，耗气伤阴，故应采用益气养阴，清热解毒的治则进行治疗。处方中黄芪、党参、白术、茯苓、淮山药、扁豆衣益气健脾；北沙参、麦门冬养阴清热生津；黄连、木香清热燥湿，行气化滞；半枝莲、白花蛇舌草清热解毒消瘤；鸡内金、香谷芽健胃和中。本方既可增强体质和提高机体免疫能力，又能缓解患者临床症状，具有明显的疗效。

大医之法三：化湿解毒方

搜索

(1) 陈锐深验方

药物组成：白花蛇舌草 30g，败酱草 30g，肿节风 30g，地榆 30g，白头翁 15g，金银花 15g，秦皮 10g，木香 6g(后下)，黄柏 10g，薏苡仁 30g。配合平消胶囊口服，华蟾素注射液静脉滴注 20ml。

功效：清热利湿，解毒散结。

主治：大肠癌湿热蕴结型。

[曹洋，等．陈锐深教授治疗大肠癌的经验．中医药学刊，2005，23(10)：1750]

(2) 张海深验方

药物组成：党参 30g，生白术 30g，茯苓 30g，甘草 10g，青皮 10g，半夏 10g，香附 10g，砂仁 10g，蜈蚣 3 条，半枝莲 60g，白花蛇舌草 60g，狼毒 3g，干蟾皮 3g。

功效：化湿补中，抗癌解毒。

主治：大肠癌中虚湿盛型。

[张海深，等．扶正抑瘤法在大肠癌治疗中的应用．中国中医药信息杂志，2001，8(10)：7]

(3) 孙桂芝验方

药物组成：白头翁 20g，败酱草 30g，半枝莲 30g，炒地榆 15g，槐花 15g，生薏仁 30g，厚朴 10g，苦参 10g，广木香 10g，川楝子 10g，苍术 15g，黄柏 10g，红藤 30g。

功效：清热解毒，祛湿攻积。

主治：大肠癌湿热蕴毒型。

[张新，等．孙桂芝治疗大肠癌经验．山东中医杂志，1998，17(4)：173]

大医有话说

陈锐深教授认为大肠癌发病较为复杂,总属本虚标实之证,病程中多见虚实夹杂,临床中难以单用某一型来概括整个病程,故治疗当中要谨守辨证论治的原则,不可拘于一隅。早期患者其证候特点以湿浊、热毒、瘀阻等表现为主,治疗上以清热祛湿,活血解毒,化瘀消肿为法,以攻为主。故陈教授在治疗湿热蕴结型大肠癌时,以白花蛇舌草、败酱草清热解毒;肿节风活血散结;白头翁、秦皮、黄柏、地榆清热解毒,凉血止血。诸药合用,有效延长患者生存时间。张海深认为中虚湿盛型大肠癌和其他肿瘤一样,生长迅速,危机四伏,若不迅速控制,则易消残正气,终至衰败。故此时亦必须选用强有力的抑瘤药物,从而达到调中抑瘤的目的。张海深用香砂六君子汤调理中气,加半枝莲、狼毒等攻逐癌毒,组成调中抑瘤汤。现代研究表明方中党参不利于癌细胞的代谢,却能促进荷癌宿主细胞的代谢;白术有明显的反启动作用,能选择性杀伤负责转移的瘤细胞亚群;半枝莲、白花蛇舌草、蜈蚣均能抑制肿瘤细胞分裂,促进肿瘤细胞凋亡。临床也证实调中抑瘤汤能有效阻止大肠癌的始动和启动两个重要环节,对未经过手术和放化疗的大肠癌能起到抑制肿瘤生长,防止癌肿转移,延长患者生命,提高生存质量的作用。孙桂芝认为湿热蕴毒型大肠癌应予以清热解毒,祛湿攻积之法,方中白头翁、败酱草、半枝莲、地榆、苦参、黄柏清热解毒;薏苡仁、苍术利水渗湿。临床使用能有效延长患者生存时间及提高生存质量。

大医之法四:补益脏腑方

搜索

(1)李建生验方

药物组成:人参10g,生黄芪30g,白术30g,云苓10g,龙眼肉10g,远志10g,金荞麦30g,女贞子15g,枸杞子15g,菟丝子15g,天龙9g,金钱白花蛇1条(冲服),生麦芽30g,鸡内金30g,半枝莲30g,白花蛇舌草30g。

功效:健脾益气,养心安神。

主治:大肠癌心脾两虚型。

[武迎梅. 李建生治疗大肠癌的经验. 北京中医,2004,23(4):212]

(2)孙桂芝验方 1

药物组成:党参 10g,茯苓 10g,白术 10g,肉豆蔻 10g,五味子 15g,吴茱萸 10g,补骨脂 10g,黄芪 30g,薏苡仁 30g,仙鹤草 15g,赤芍 10g,诃子肉 10g,苍术 10g,焦山楂 10g,槟榔 10g。

功效:温补脾肾,祛湿化浊。

主治:大肠癌脾肾双亏型。

[张新,等.孙桂芝治疗大肠癌经验.山东中医杂志,1998,17(4):173]

(3)孙桂芝验方 2

药物组成:知母 10g,黄柏 10g,生地黄 12g,枸杞子 30g,女贞子 15g,茯苓 10g,鳖甲 15g,山茱萸 12g,山药 10g,泽泻 15g,天冬 15g,金银花 30g,马齿苋 30g,败酱草 30g,红藤 15g。

功效:滋补肝肾,养阴清热。

主治:大肠癌肝肾阴虚型。

[张新,等.孙桂芝治疗大肠癌经验.山东中医杂志,1998,17(4):173]

大医有话说

李建生认为对大肠癌的治疗,重在扶正祛邪,标本兼顾,无论正虚还是邪实,脾虚、湿毒、瘀滞均为治疗的关键所在,中晚期肠癌术后或经放化疗治疗大多损伤正气,以扶正抗癌为主治疗获得较好疗效。中药基本方中人参、黄芪为主药,益气健脾、补虚益损以扶正。现代研究,人参中人参多糖及人参皂苷具有免疫调节、抗肿瘤、抗溃疡、降血糖等活性;黄芪多糖具增强免疫活性作用;白术、茯苓、鸡内金、生麦芽增强人参、黄芪益气健脾作用,而且鸡内金又具活血作用;女贞子、菟丝子、枸杞子补肾扶脾;白花蛇舌草、半枝莲、金荞麦消热解毒,利湿抗癌;天龙、金钱白花蛇活血祛瘀,通络消癥,为虫类搜剔之品。全方立法中正,药性平和,补通兼施,共奏益气健脾,清热解毒,补肾扶脾,活血祛瘀通络之功,临床应用疗效显著。孙桂芝认为疾病后期,多以虚证为主,其有脾肾双亏或肝肾阴虚。脾肾肾亏治以温补脾肾,祛湿化浊为主,方以四君子汤补脾益气,再合以四神丸温肾散寒,涩肠止泻;配仙鹤草清热解毒,凉血止血;槟榔消积,利水消肿。肝肾阴虚型予以知柏地黄汤滋补肝肾,养阴清热,配以红藤转入大肠经,具有清热解毒,消痈止痛之功,为治疗肠癌首选药物。临床疗效显著。

大医之法五:术后防复发方

搜索

(1)刘伟胜验方

药物组成:黄芩12g,桃仁12g,蒲公英30g,赤芍15g,厚朴15g,枳壳15g,大黄6g(后下),甘草6g。

功效:化湿祛瘀清热,理气通便。

主治:大肠癌术后湿瘀阻滞型。

[白建平,等.刘伟胜教授治疗大肠癌经验简介.新中医,2010,42(11):132]

(2)施志明验方

药物组成:太子参12g,白术9g,茯苓15g,川石斛12g,八月札15g,红藤15g,菝葜30g,野葡萄藤30g,川黄连5g,苏叶9g,生薏苡仁30g,淮山药30g,乌梅9g,木香9g,鸡内金12g,谷芽30g,麦芽30g,菟丝子12g,补骨脂12g。

功效:益气健脾,理气解毒。

主治:大肠癌术后脾胃虚弱型。

[丁金芳,等.施志明治疗大肠癌经验举要.上海中医药杂志,2007,41(5):43]

大医有话说

刘伟胜认为术后应注意把握六腑生理特点,因势利导。对于术后大便不通,辨证为湿热壅阻的患者,刘伟胜认为,可以增加或改变给药途径,如保留灌肠。局部灌以祛邪解毒中药,直接作用于病变部位,更好地发挥药物的治疗作用。方中含有小承气汤,起到泻下作用,意在使邪有出路,黄芩、蒲公英清热解毒,桃仁祛瘀通便。诸药合用使得湿热之邪有路可去,无用壅于肠腑,湿热去则疾病除。施志明常依据"有胃气则生,无胃气则死"来判断患者的预后,同时认为肿瘤的手术及放化疗往往对脾胃功能造成很大伤害,在遣方用药时当谨守病机,权衡利弊,始终注意保护患者的胃气。故本例重在调理脾胃,以太子参、白术、茯苓、淮山药、生薏苡仁健脾益气为主,稍佐红藤、菝葜、野葡萄藤活血解毒以祛邪,同时以乌梅、川石斛涩肠。全方扶正祛邪,攻补兼施,切合病机,故取得较好疗效。

第12章 最易"露马脚"的癌——皮肤癌

皮肤癌是发生于皮肤的恶性肿瘤，是人类多发的癌症之一。主要发病年龄为50~60岁。皮肤癌的特点是病程发展缓慢，恶性程度较低，容易检查发现，可获得及时治疗，其治愈率很高，达90%以上。各类皮肤癌的早期多表现为红斑状或略高出皮面的丘疹样皮损，表面常伴有鳞形脱屑或痂皮形成。病灶的进一步发展就会出现某些具有特征性的征象，如一个发亮的、半透明的丘疹样小结节，表面有渗血并伴有毛细血管扩张。或是瘢痕样表面光滑的纤维样斑，无明显毛细血管扩张、溃疡及隆起。或是病灶内有黑色、彼此融合的小点。为红斑状皮损，伴有鳞片状脱屑或痂皮形成，仅凭肉眼观察非但难以区分其组织学类型，而且易与牛皮癣、湿疹等良性皮肤疾患相混淆，常需借病理检查才能确诊。

本病属于祖国医学的"翻花"、"黑疔"、"恶疮"、"石疗"等范畴。

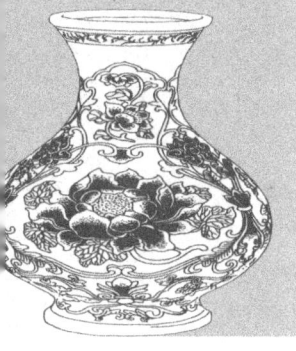

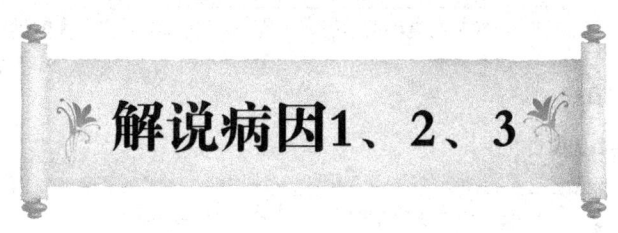

解说病因1、2、3

1. 病因

本病的病因尚未完全明了，其发生可能与过度的日光暴晒、放射线、砷剂、焦油衍化物等长期刺激有关。烧伤瘢痕、黏膜白斑、慢性溃疡、经久不愈的瘘管、盘状红斑狼疮、射线皮炎等皮肤损害亦可继发本病。但很多患者没有明显的病因。比如，有的人喜欢在海边晒太阳，但如果长期暴晒，就很容易得皮肤癌。

2. 病机

古人云："正气虚则为岩"。易引起正气虚衰的原因，不外情志内伤，冲任不调，饮食不节，体内阴阳失衡，脏腑经络功能障碍，发生气滞血瘀，痰凝湿聚，积块结聚而发生肿瘤。《外科证治全书·石疽》指出，若局部皮肤"现小块高低如石岩者，主三百日后必发大痛，不溃而死"。它描述的肿物形态及预后与皮肤恶性肿瘤非常相似。

中医认为皮肤为人之藩篱，易受外邪侵袭，其为病不仅与外感六淫有关，亦与脏腑功能失调相连。肺主气，外合皮毛，肺气失调，则皮毛不润；肝藏血，疏调血道，肝阴血不足，则皮肤血燥不荣；脾与外邪相夹为患。可见皮肤癌与肺、肝、脾之关系最为密切。外感六淫，风毒燥热之邪，久羁留恋，内耗阴血，夺精灼液，或湿毒久留，皆可变生恶疮，发为本病（图12-1）。

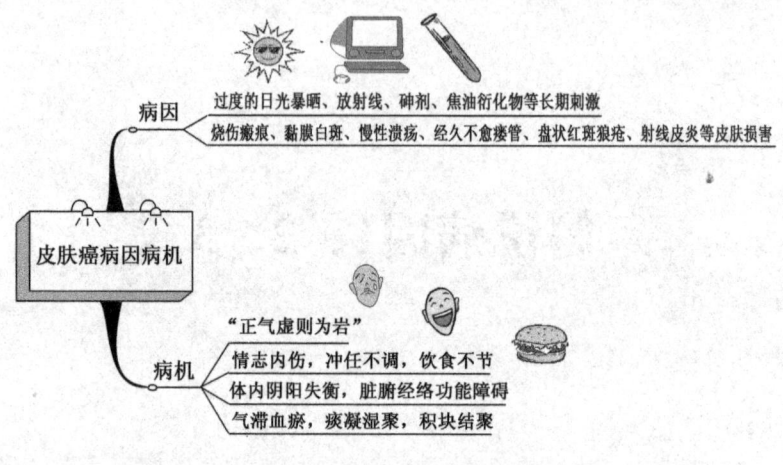

图 12-1　皮肤癌的病因病机

中医治病，先要辨证

1. 血虚风燥

局部皮肤呈斑块小结节、渐大，表面糜烂，中心部萎缩呈瘢痕状或斑块样，边缘不规则且隆起，有蜡样结节，伴有头晕眼花，面色苍白，舌质淡黯苔白，脉沉缓无力。治以活血润燥，疏风解毒，方以四物汤加减。

2. 湿热留滞

初起皮肤小结节或小丘疹，逐渐增大，内含浆液，破溃形成溃疡，流脓血，恶臭，疼痛，舌质红绛，苔黄腻，脉滑数。治以清热祛湿解毒，方以除湿解毒汤加减。

3. 热毒炽盛

局部溃烂翻花，红肿热痛，恶臭，发热烦躁，鼻出血，口糜咽痛，舌质红，苔黄腻或苔少，脉洪数。治以泻火解毒，清热凉血，方以黄连解毒汤加减。

4. 痰瘀互结

肌肤甲错,有小丘疹或小结节,逐渐扩大,中央糜烂,边缘高起,暗红色,质硬,舌质黯红有瘀斑瘀点,苔腻,脉沉滑。治以活血化瘀,软坚散结,方以桃红四物汤加减。

5. 痰湿凝聚

局部皮肤色蜡黄,肿物呈囊状或表面糜烂、渗血、缠绵难愈,身倦乏力,食少,大便溏,舌质红,苔薄白,脉细弱或细滑。治以益气健脾,燥湿化痰,方以六君子汤加减(图 12-2)。

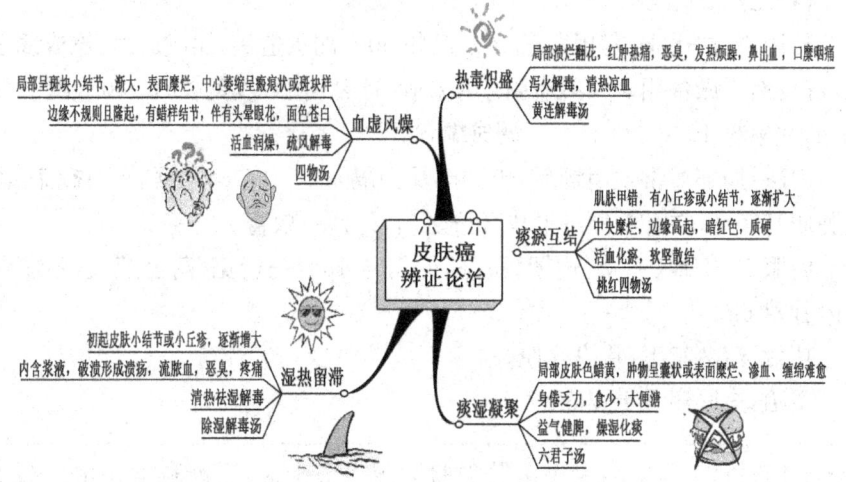

图 12-2　皮肤癌的辨证论治

皮肤癌的大医之法

大医之法一：清热解毒，去腐生肌方

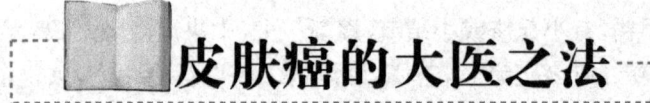

(1) 王品三验方

外用方：白砒条，药用白砒 10g，淀粉 50g，加水适量，揉成面团，捻成线条状，待自然干燥备用。一效膏，药用朱砂、冰片各 50g，炙甘石 150g，滑石粉 500g，片粟粉 100g，麻油适量，调成糊状。

用法：局部血常规消毒后，于肿瘤周围隔 0.5～1.0cm 处刺入白砒条，深达肿瘤基底部，在肿物周围形成环形之后，外敷一效膏。

内服方：生地、赤芍、连翘、茯苓、泽泻各 15g，马齿苋、蒲公英、忍冬藤各 30g，甘草 6g。

功效：清热解毒，化腐生肌。

主治：皮肤鳞状上皮癌。

[李济仁，等．名老中医肿瘤验案辑按．上海：上海科学技术出版社，1990：460～461]

(2) 老中医验方

药物组成：白砒少许，白及 30g，甘草 20g。

用法：研末制成长 10cm，直径 0.1cm 线条状，自然干燥备用。局部常规消毒后，于肿瘤边缘刺入白砒条，深达肿瘤基底部，每个药条间隔 1cm 左右，外敷一效膏（滑石、炉甘石、冰片以 3∶2∶1 的比例，研末后用麻油调成膏状）72 小时后肿瘤组织形成坏死灶创面，与健康组织分离，剪除坏死组织，创面每日换一效膏 1 次，直接愈合。

功效：清热解毒，去腐生肌。

主治：皮肤癌。

[杨柱星.中华名老中医治癌效方集成.南宁:广西民族出版社,1999:321]

大医有话说

王品三根据患者的临床症候诊断为热毒羁留肌肤所致,故治以清热解毒,去腐生肌,内外合用。外用祖传方白砒条、一效膏以局部剧毒祛邪,去腐生肌为主;内服方清热解毒以抑制体内邪毒,使其不致外攻肌肤。故内毒得清,外邪得祛,皮癌自愈。中华名老中医治癌效方中白砒为大热大毒之品,外用蚀疮去腐,电镜观察其具有抑制肿瘤生长的作用,并可杀死癌细胞,使肿瘤组织坏死脱落。本疗法关键在于插砒条必须达到肿瘤基底部(此时有一种绵软感),否则容易复发。及时剪除坏死组织,并用镊子探查基底部,如有残留即需补插药条。

大医之法二:解毒生肌外用方

搜索

(1)老中医验方1

药物组成:大枣10枚,信石0.2g。

用法:大枣去核后将信石置于大枣内,于恒温箱内烤干,研细混匀,密封于中备用。用时与麻油调成糊状外敷。根据肿瘤的大小,采取分次敷药,一次递减。肿瘤直径2cm以内者用药0.2~0.3g即可治愈;2~5cm者可分次用药,第一次用药0.5g,间隔2~3周(最好等待第1次药痂脱落后再涂0.25~0.3g);5cm以上者第1次用1g,2~3周后再涂0.1~0.5g,如药痂脱落,边缘尚有肿瘤残留,可第3次用药0.1~0.25g。如肿瘤组织脱落创面较大,要游离植皮覆盖创面,以缩短疗程和避免感染,敷药范围应达癌缘外健康组织0.5cm。

功效:解毒生肌。

主治:颜面部皮肤癌。

[杨柱星.中华名老中医治癌效方集成.南宁:广西民族出版社,1999:321~322]

大医有话说

信石主要成分是三氧化二砷,具有细胞原浆毒作用,局部敷药后对癌细胞中细胞酶蛋白巯基有很强的亲和力,可抑制癌细胞的氧化过程,干扰其正常代谢,导致癌细胞坏死脱落。

(2)老中医验方2

药物组成:五妙水仙膏(江苏省淮阴中药厂生产)。

用法:外敷患处。

功效:解毒生肌。

主治:皮肤高分化鳞状细胞癌、血管癌、皮肤上皮瘤、皮肤纤维肉瘤。

[杨柱星.中华名老中医治癌效方集成.南宁:广西民族出版社,1999:325~326]

大医有话说

五妙水仙膏是国家保护中成药,目前其成分尚未公开。据测定此药膏的pH值为12,其成分组成中含有强碱性化学物质及其他消炎、解毒、收敛、杀菌的中草药,经临床观察发现其药理作用为:①腐蚀破坏癌组织,并使癌细胞和组织发生凝固性坏死;②刺激作用,改善血液循环,去腐生肌,加速创面愈合;③收敛、杀菌、消炎、消肿、止血作用。

大医之法三:温通经脉,活血化瘀针灸方

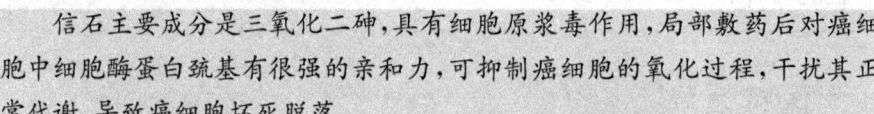

老中医验方

设备:毫针、电热针仪(内蒙古中蒙医药研究所研制生产)。

用法:根据肿瘤大小,在肿瘤局部以每平方厘米2支的密度分别采用单针刺、傍针刺、齐刺、扬刺或丛刺。进针前局部常规消毒,用2%利多卡因1~4ml进行局部麻醉。进针后接通电热针仪,电流强度在100~400毫安之间,留针40分钟。根据病情,每日或隔日治疗1次,10次为1个疗程,每疗程间隔3~5天。进针20分钟开始测量肿瘤表皮温度,温度控制在43~50℃之间。

功效:温通经脉,活血化瘀。

主治:菜花样增殖型皮肤癌。

[杨柱星.中华名老中医治癌效方集成.南宁:广西民族出版社,1999:326～327]

大医有话说

电热针有温通经脉,解毒散瘀的作用。现代医学证明,经电热针治疗后,肿瘤局部血流减少,氧含量降低,营养缺乏,对高温敏感,导致癌细胞内线粒体内髓鞘样变和空泡化,导致细胞呼吸抑制,溶酶体活性增强,促使癌细胞自溶崩解。

第13章 吸烟者要当心被肺癌盯上

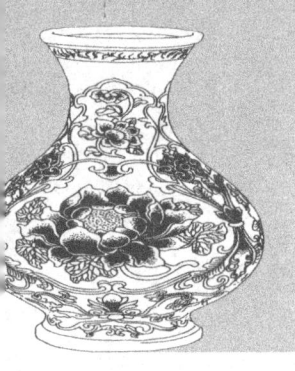

肺癌是一种常见的肺部恶性肿瘤，绝大多数肺癌起源于支气管黏膜上皮，所以肺癌又称为支气管癌，患病年龄多在40岁以后，高峰发病年龄在40~70岁之间，男女发病比为4∶1。但肺癌的病因至今尚不完全明确，大量资料表明长期大量吸烟是肺癌的一个重要致病因素。吸烟者肺鳞癌和未分化癌的发病率比不吸烟者高4~10倍，城市居民肺癌的发病率比农村高，这可能与大气污染和烟尘中含有致癌物质有关。肺癌的分布情况右肺多于左肺，下叶多于上叶。肺癌按照细胞形态可分为鳞癌、腺癌、小细胞癌三个主要类型，其临床表现不一，早期可无明显症状，仅在X线检查时发现。常见症状有咳嗽、痰血、胸痛、气急、发热等。本病属于中医的"肺积"范畴。

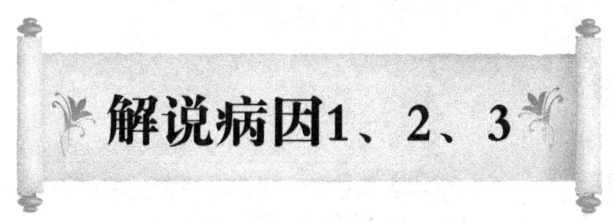

1. 病因

(1)正气虚损:脏腑阴阳失调,正气虚损是患病的主要内因。肺、脾、肾等脏虚弱均可导致肺气不足,邪毒入内;再之嗜烟日久,热伤津液,房事不节而肾亏,均可致肺阴不足,气阴两虚,外邪得以乘虚而入,客邪留滞不去,气机不畅,血行瘀滞,久而成为肺部积块。

(2)痰湿内聚:饮食不节,劳倦过度,情志失调而致脾运失健,不能生化输布水谷精微,从而聚湿生痰,痰贮于肺,邪毒上攻,肺气宣降失司,痰凝毒聚,积块逐渐形成。

(3)邪毒侵肺:外界六淫之邪侵淫肺脏,致肺气宣降失司,肺气愤郁,血行受阻,气滞血瘀,形成积块。

2. 病机

(1)发病:以缓慢发病为多。

(2)病位:本病病位在肺,但与脾、肾密切相关,亦可累及于肝。

(3)病性:本病的性质是本虚标实,肺、脾、肾虚为本,气滞、血瘀、痰凝、毒聚为标。

(4)病势:初起痰毒瘀滞于肺,由于痰毒易于流窜,或流窜于皮下肌肤结于体表,或流窜于肢节骨骼,或侵肝肾,或流窜于脑,蒙蔽清窍。故本病的总趋势乃由表及里,窜发不定,体表经络、体内诸脏均可受其侵犯。

(5)病机转化:病程较短者,肺气壅滞,络脉受损,常因邪毒、痰湿为患;病程较长者,痰毒瘀滞,经久不化或毒热内炽,耗伤气阴,病机转化为气阴两伤,毒瘀互结。病程长者,以虚为主,病程短者,以实为主(图13-1)。

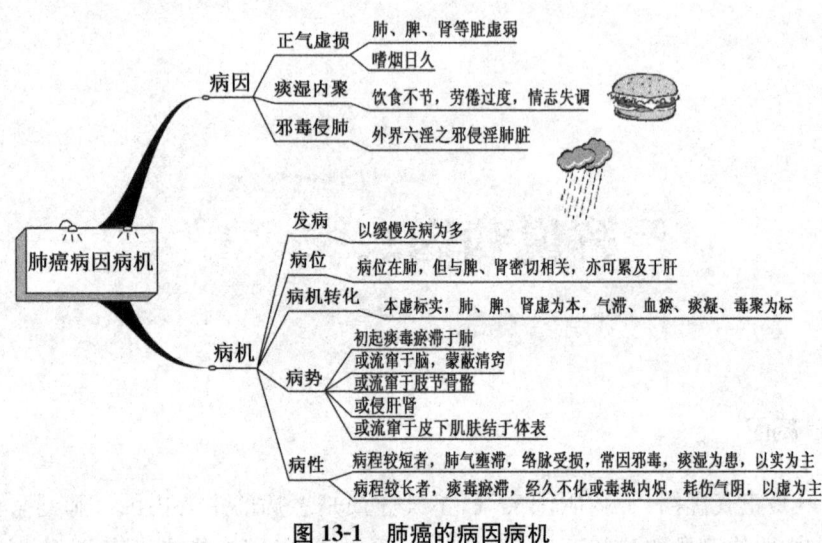

图 13-1　肺癌的病因病机

中医治病，先要辨证

1. 阴虚内热

咳嗽声频，干咳少痰，痰少而黏，痰中带血或咯血不止，气短神疲，颜面潮红，胸痛，口干声哑，低热或热势壮盛久稽不退，盗汗，大便干结，舌质红或红绛，少苔或光剥无苔，脉细数。治以养阴清热，解毒散结，方以百合固金汤合清骨散加减。

2. 气阴两虚

咳嗽气短，动则乏力，喘促，咳声低微，咳痰无力，形瘦，面白神疲，倦怠，自汗盗汗，口干少饮，舌质淡红，脉沉细弱。治以益气养阴，解毒化瘀，方用沙参麦冬汤合增液汤加减。

3. 脾虚痰湿

咳嗽较甚，痰多而黏，或白或黄白相间，胸闷气短，纳少腹胀，大便溏泄，神疲乏力，舌质淡或淡胖，可伴有齿印，舌苔白腻或黄腻，脉滑或弦滑。治以化痰散结，益肺健脾，方以二陈汤合四君子汤加减。

4. 肺肾两虚

咳嗽气短,动则喘促,咳痰无力,胸闷腹胀,面色㿠白,腰膝酸软,身倦乏力,自汗便溏,肢凉畏寒,脉沉细无力,舌淡,苔白或白腻。治以温补脾肾,益气解毒,方以二仙汤合沙参麦冬汤加减。

5. 阴阳两虚

咳嗽气急,动则喘促,形体羸弱,精神萎靡,少气懒言,倦怠乏力,形寒肢冷,稍动则发热汗出,心悸,夜尿频多,口干,舌质淡红。治以温肾滋阴,方以左归丸合右归丸加减。

6. 气滞血瘀

咳嗽气急,咳痰不爽,痰中带血,胸胁胀满,胀痛走窜,或胸痛,痛有定处如锥刺,大便正常或便秘,舌红暗,有瘀点或瘀斑,苔薄白或薄黄,脉弦或涩。治以行气活血,软坚散结,方以血府逐瘀汤加减(图13-2)。

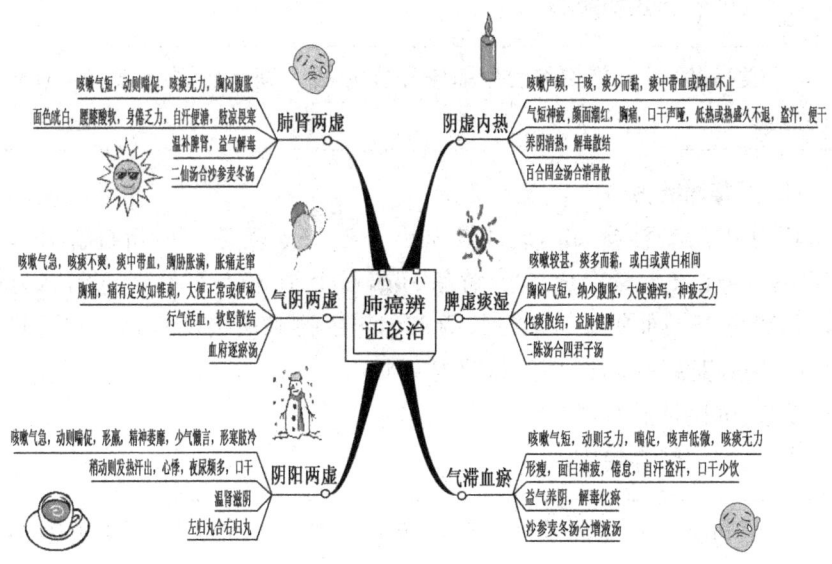

图13-2 肺癌的辨证论治

肺癌的大医之法

大医之法一：清肺理气解毒方

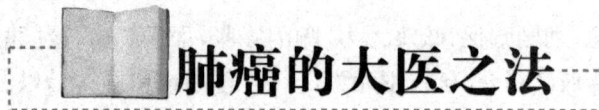

(1) 陈锐深验方

药物组成：仙鹤草15g，鱼腥草30g，猫爪草30g，山海螺30g，党参15g，田七片10g，山慈姑10g，浙贝母15g，守宫5g，天冬15g，黄芪30g，炙甘草5g。

功效：清肺理气，化痰散结。

主治：肺癌肺热痰瘀型。

> ［袁昌劲，等．陈锐深治疗肺癌经验介绍．湖北中医杂志，2008，30(6)：19］

(2) 刘嘉湘验方

药物组成：南沙参30g，北沙参30g，天冬15g，麦冬15g，川石斛15g，女贞子10g，杏仁9g，桑白皮12g，黄芩10g，石上柏30g，石见穿30g，八月札15g，瓜蒌皮15g，仙鹤草30g，徐长卿30g，川牛膝12g，肉苁蓉15g，枸杞15g，生山楂10g，麦芽30g，谷芽30g，鸡内金12g。

功效：养阴清肺解毒。

主治：肺癌热毒内盛型。

> ［李和根．刘嘉湘教授以扶正法为主治疗肺癌经验．四川中医，2005，23(7)：5］

(3) 宋一亭验方

药物组成：白花蛇舌草30g，败酱草30g，葶苈子30g，黄芪30g，生薏米30g，太子参30g，半枝莲20g，虎杖15g，猪苓15g，海藻15g，车前子12g(包煎),泽泻12g,炙桑皮12g,浙贝母12g,山慈姑12g。

功效:清热解毒,泻肺利水。

主治:肺癌热毒壅肺型。

[刘春甫,等.宋一亭治疗肺癌的经验.中国中医药信息杂志,1999,6(4):60]

(4)周岱翰验方

药物组成:生天南星15g(先煎),生半夏15g(先煎),壁虎6g,薏苡仁30g,鱼腥草30g,仙鹤草30g,夏枯草15g,桔梗12g,杏仁12g,全瓜蒌15g,三七6g,浙贝母15g。

功效:宣肺理气,化瘀除痰。

主治:肺癌肺郁痰瘀型。

[陈华良.周岱翰教授治肺癌临证精粹.天津中医药,2005,22(2):101]

大医有话说

陈锐深认为肺癌由邪毒犯肺,肺气宣降失司,津液积聚成痰,痰凝气滞,血行受阻,气滞血瘀,阻碍络脉,积聚成核,形成"肺积"。肺积进一步阻碍肺气,生化热毒,耗伤气阴,损伤血脉,痹阻经络,进而出现发热、胸痛、咳血、咳嗽、消瘦、乏力等症状。肺癌是因虚得病,因虚致实。陈老治疗肺癌,注重标本兼治,临床以健脾清肺、化痰祛瘀为治则,方中君药党参味甘性平,归脾肺经,具有补中益气、健脾益肺、生津养血的作用,是补益脾肺气的要药,黄芪甘、微温,补气升阳、益气固表、利水退肿,配合党参共补肺脾之气;浙贝母苦、寒,止咳化痰、清热散结;猫爪草辛、苦、平,解毒散结;田七片化瘀散结止痛,共为臣药。仙鹤草收敛止血、解毒抗癌;鱼腥草清热解毒、消痈排脓;天冬养阴清肺生津;山海螺养阴润肺、去痰排脓、清热解毒;山慈姑清热解毒、化痰消肿散结;守宫散结止痛,共为佐药。炙甘草调和诸药,为使药。诸药合用具有扶正祛邪、解毒散结的作用。值得注意的是,陈老指出,"肺为娇脏"且"肺为贮痰之器"。肺癌临床用药,祛邪不能多用峻猛的破瘀药。刘嘉湘指出肺癌主要是由于正气虚损、阴阳失调,六淫之邪乘虚入肺,导致肺脏功能失调,肺气叉郁,宣降失司,气机不利,血行受阻,津液失于输布,津聚为痰,痰凝气滞,瘀阻脉络,于是痰气瘀毒胶结,日久形成肺部积块。刘老辨证论治,证属热毒内盛,耗伤阴液,清肃失司,肺络受灼。方中南北沙参、天麦冬、川石斛养阴润肺,其中川石斛除有养阴之效外,并有壮筋骨之功效;黄芩、石上柏、石见穿等清热解毒;仙鹤草解毒止血;徐长卿、川牛膝通络止痛;八月札、瓜蒌皮理气宽胸;女贞子、枸杞滋补肾阴,肉苁蓉既可暖肾润肠,又具"善补阴者,必于阳中求阴,则阴得阳升而泉源不竭"之意。诸药共奏养阴清肺解毒之效。宋一亭认为癌瘤乃邪毒过盛之征兆,癌瘤生长过程中又耗伤人体正气,所以癌瘤的根本原因在于邪实正虚。其治疗原则应以祛邪为主,扶正为本。宋老说:"治疗肺癌应先攻其邪,邪气祛除则正气自能恢复,于未补之中寓有补意。祛邪应以清热解毒、消肿散结、抗癌为法则。"宋老基本方中以白花蛇舌草、败酱草、半枝莲清热解毒;以海藻、薏米、山慈菇、猪苓消肿散结抗癌。现代医学实验证明清热解毒药具有抑制病毒、微生物感染的效力,并能提高机体的非特异性免疫力,有抑制瘤体生长的作用。周岱翰认为肺主气司呼吸,与外界大气相通,燥热毒邪侵袭,则耗损肺阴,津液受灼,黏稠成痰;肺为五脏之华盖,其气贯百脉而通他脏,故内脏之火,上炎于肺,火邪刑金,炼液为痰,痰阻肺络,血停为瘀,痰瘀胶结,日久变成肺积。故周教授用天南星、半夏、全瓜蒌涤痰散结;鱼腥草、夏枯草、桔梗、杏仁清肺化痰;壁虎祛风通络散结。诸药相合,共奏宣肺理气,化瘀除痰之效。

大医之法二:宣畅气血活血化瘀方

搜索

(1)陈熠验方

药物组成:党参12g,赤芍药9g,茯苓12g,川桂枝45g,全瓜蒌12g,生地黄9g,麦冬9g,怀山药12g,白术9g,半枝莲30g,白花蛇舌草30g,炙甘草45g,柴胡9g,白芍药9g,当归9g。

功效:宣畅气血,活血散结。

主治:肺癌气滞血瘀型。

[石书芳,等.陈熠运用调神解郁法治疗肺癌的临床经验.上海中医药杂志,2009,43(3):3]

(2)唐福安验方

药物组成:藤梨根30g,白花蛇舌草30g,猫人参20g,半边莲30g,薏苡仁30g,郁金12g,炒枳壳15g,竹沥半夏12g,黛蛤散24g(包),炙紫菀12g,延胡索15g,桃仁12g,瓜蒌18g,冬瓜子15g,桔梗6g,鱼腥草30g,苏子10g,生甘草3g。

功效:理气化痰,祛瘀蠲毒。

主治:肺癌气滞血瘀型。

[周兴兆.唐福安论肺癌证治.浙江中医学院学报,2000,24(2):45]

大医有话说

陈熠认为肺癌的发病机制主要为浊邪犯肺,气机失畅最后导致神不使。神乱使得脏腑机体阴阳失衡,痰饮停聚而成瘤。陈老辨证论治,对气滞血瘀型肺癌,运用四君子汤顾护正气,茯苓、瓜蒌化痰利湿,柴胡、白芍药疏肝理气止痛,当归、赤芍药补血活血,半枝莲、白花蛇舌草清热解毒,抗肿瘤。全方在治疗气滞血瘀型肺癌有显著疗效。唐福安认为治疗肺癌要洞察先兆、见微知著;情志为先,治癌不忘解郁;化痰祛湿,兼以活血解毒;顾护胃气,健脾不忘通腑;保护正气,祛邪先扶正。唐老在治疗气滞血瘀型肺癌时,以藤梨根、白花蛇舌草、半边莲、鱼腥草、猫人参清热解毒,黛蛤散清肝利肺,降逆除烦,半夏、薏苡仁化痰利湿,枳壳、桔梗、苏子理气化痰。诸药合用,治以理气化痰,祛瘀蠲毒。

大医之法三:补脾散结方

搜索

(1)李佩文验方

药物组成:党参15g,清半夏10g,橘红10g,茯苓20g,白术15g,炙甘草5g,浙贝母15g,桔梗10g,葶苈子10g,大枣10g,生薏苡仁30g,桂枝5g,白英10g,半枝莲15g。外敷肺癌发生胸壁:生薏苡仁30g,猪苓20g,泽泻10g,车前子10g,桂枝10g,葶苈子20g,蛇床子20g。浓煎至50ml外敷。

功效:燥湿化痰,益气活血,通络散结。

主治:肺癌脾虚痰湿型。

[刘轩,等.李佩文教授治疗晚期肺癌经验举隅.中国中医急症,2008,17(5):647]

(2)刘培民验方

药物组成:全瓜蒌20g,清半夏12g,浙贝母20g,白花蛇舌草20g,蚤休20g,仙鹤草12g,白茅根12g,蜈蚣1条,地龙9g,黄芪20g,炒白术12g,茯苓15g,砂仁10g,炒山楂10g,炒神曲10g,炒麦芽10g,陈皮12g,甘草6g。

功效:健脾化痰,解毒祛瘀。

主治:肺癌脾气亏虚型。

[张翼.刘培民教授运用化痰祛瘀解毒健脾法治疗肺癌经验.中医研究,2009,22(8):54]

(3)周岱翰验方

药物组成:生天南星15g(先煎),生半夏15g(先煎),壁虎6g,薏苡仁30g,桔梗12g,全瓜蒌15g,浙贝母15g,猪苓20g,茯苓20g,党参30g,白术15g。

功效:补中健脾,宣肺除痰。

主治:肺癌脾虚痰湿型。

[陈华良.周岱翰教授治肺癌临证精粹.天津中医药,2005,22(2):101]

大医有话说

李佩文认为肺癌晚期常合并恶性胸腔积液,即悬饮。其病机多为阳虚阴盛,气化失司,水液停积为患,病属本虚标实。水为阴邪,非加温药不能化散,同时脏器虚弱亦需温药才能调补,所以李老认为在治疗肺癌晚期癌性胸水时宜温阳散结,行气利水;同时胸水病势急迫者还应再配合其他治法,以期快速平喘,改善患者生活质量。李老方中党参、清半夏、橘红、茯苓、白术、桂枝温运脾阳,行气利水,燥湿化痰。肺癌合并大量胸腔积液患者喘憋较甚,病势急迫,故李老还重视利水药物的使用。如葶苈子、生薏苡仁利水渗湿,于温补治本同时辅以治标。葶苈子泻肺平喘、利水消肿,故于内服及外用方中同时应用,旨在从速破结开滞,定逆止喘,利水消肿。葶苈子与大枣相配,有葶苈大枣泻肺汤之意,二者相伍既能泻肺行水,下气平喘,同时又能兼顾护肺气。因体表与五脏六腑相贯通,外敷中药可通过透皮吸收从体表腠理内达脏腑,起到调节机体、抗癌祛邪的作用。刘培民教授认为肺癌是由于正气虚损,阴阳失调,导致脏腑功能失调,气机不畅,血行瘀滞;津液失于输布,聚而为痰,痰凝气滞,日久化瘀、化热、化毒,于是气滞、血瘀、痰凝、毒聚之邪相互交结于肺,日久形成肺部肿块。其病机为本虚标实,虚实夹杂。本虚为脾胃亏虚,标实为痰、瘀、毒互结。方中全瓜蒌清热化痰、宽胸散结、润肠通便,清半夏辛温而燥、善燥湿化痰,浙贝母清热化痰、开郁散结,三药合用,加强化痰之力;白花蛇舌草清热解毒,蚤休清热解毒、消肿止痛,二药合用,使热毒得解;蜈蚣辛温有毒,攻毒散结,张锡纯谓"蜈蚣走窜之力最速,内而脏腑,外而经络,凡气血凝聚之处皆能开之,性有微毒,而转善解毒,凡一切疮疡诸毒皆能消之";地龙有通络平喘之功,与蜈蚣合用,可加强排毒之力;黄芪补气,气行则血行;炒白术补气健脾;茯苓健脾渗湿,湿无所聚,则痰无所生;焦三仙健脾理气;陈皮理气、燥湿化痰;砂仁理气,使气顺痰消;甘草健脾和中,调和诸药。诸药合用,共奏化痰祛瘀,解毒健脾之效。周岱翰治疗脾虚痰湿型肺癌运用天南星、半夏、全瓜蒌燥湿化痰;壁虎通络散结;薏苡仁、猪苓、茯苓燥湿健脾;党参、白术补益脾气,脾气健则痰湿无以留。周老自拟星夏健脾饮,补中健脾,宣肺除痰功效显著。

大医之法四:滋阴益气化痰方

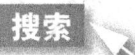

(1)刘伟胜验方

药物组成:龙胆草15g,栀子15g,泽泻15g,白芍15g,野菊花15g,黄芩15g,天花粉15g,车前草15g,大黄10g,生地黄20g,石上柏25g,白茅根30g。

功效:益气滋阴,泻火解毒。

主治:肺癌气阴两虚型。

[张瑜,等.刘伟胜教授治疗肺癌放、化疗后经验介绍.新中医,2007,39(2):82]

(2)郑玉玲验方

药物组成：黄芪30g，当归15g，鸡血藤30g，薏苡仁30g，柴胡12g，香附15g，郁金15g，橘红12g，清半夏15g，赤芍15g，白芍15g，百部20g，仙鹤草15g，夜交藤10g，焦神曲12g，焦山楂12g，焦麦芽12g。

功效：益气养血，化痰理气。

主治：肺癌气血两虚型。

[洪永贵．郑玉玲教授论治肺癌经验．中国中医急症，2006，15(9)：1002]

(3)周岱翰验方

药物组成：壁虎6g，薏苡仁30g，仙鹤草30g，桔梗12g，浙贝母15g，猪苓20g，北沙参20g，麦门冬15g，百合30g，西洋参10g，党参30g，五味子10g。

功效：益气养阴，扶正祛积。

主治：肺癌气阴两虚型。

[陈华良．周岱翰教授治肺癌临证精粹．天津中医药，2005，22(2)：101]

大医有话说

刘伟胜教授认为化疗的毒副作用归纳起来主要有骨髓造血功能抑制、消化系统胃肠道反应、免疫功能低下及对心、肝、肾的损害等。刘教授认为，气血两虚、脾肾阳虚为肺癌患者化疗后主要病机特点，中医药在防止和治疗这些毒副反应方面可以发挥较好的作用。方中白芍、天花粉、生地黄滋阴生津；龙胆草、栀子、野菊花、黄芩、白茅根清热解毒，凉血止血。刘教授在益气滋阴的同时，运用清热解毒之品抗癌治疗，效果甚佳。郑玉玲认为肺癌施治宜谨守病机，辨病与辨证互参，整体与局部兼顾。而周岱翰认为肺癌气阴两伤型宜在顾护脾胃的基础上，不能运用破气破血之峻品以更伤肺气，应使用软坚化痰稍弱之品，正所谓"细水长流"。总体来说，郑玉玲和周岱翰经验方在气阴两伤型肺癌治疗效果上均有较好疗效。

大医之法五:补益脏腑方

搜索

(1)李佩文验方

药物组成:北沙参10g,麦冬10g,生地黄20g,当归15g,枸杞子15g,川楝子10g,狗脊10g,延胡索10g,透骨草15g,桑寄生15g,木蝴蝶15g,浙贝母15g,白花蛇舌草20g。

功效:滋阴补肾,益气活血,通络散结。

主治:肺癌肾阴不足型。

[刘轩,等.李佩文教授治疗晚期肺癌经验举隅.中国中医急症,2008,17(5):647]

(2)刘伟胜验方

药物组成:党参20g,黄芪20g,白术15g,茯苓15g,续断15g,补骨脂15g,淫羊藿15g,巴戟天15g,肉苁蓉15g,熟附子10g,五味子10g,山茱萸10g,肉桂1.5g(焗服)。另取高丽参6g,鹿茸2g,炖服。

功效:益气健脾,温肾壮阳。

主治:肺癌脾肾两虚型。

[张瑜,等.刘伟胜教授治疗肺癌放、化疗后经验介绍.新中医,2007,39(2):82]

(3)孙桂芝验方

药物组成:生黄芪30g,党参15g,炒白术15g,熟地10g,山萸肉10g,黄精15g,桔梗10g,川贝10g,金荞麦15g,芦根30g,桃仁8g,杏仁10g,生薏苡仁15g,全蝎5g,僵蚕10g,鼠妇10g,炮山甲10g,鳖甲15g,草河车15g,代赭石15g,鸡内金30g,生麦芽30g,生甘草10g。

功效:补益肺肾,清热化痰,解毒抗癌。

主治:肺癌肺肾两虚型。

[何立丽.孙桂芝治疗肺癌经验.北京中医药,2009,28(4):263]

大医有话说

李佩文认为肾主骨生髓,骨的生长制、发育、修复均有赖于肾中精气的滋养。李老认为肿瘤晚期骨转移发病机制为肿瘤迁延日久,肾之气阴不足,骨髓空虚,为邪所客,常用透骨草、骨碎补和狗脊等补肾填髓壮骨要药治疗骨转移。本案辨证为肾阴不足,故以一贯煎加减:北沙参、麦冬、生地黄、当归、枸杞子、川楝子旨在滋阴养血,补肝益肾。桑寄生、透骨草、骨碎补和狗脊均为补肾通络、强壮筋骨之品,在本案中于滋补肾阴基础上加强补肾通络舒筋壮骨的作用,有助于缓解骨转移所致疼痛。川楝子、延胡索合之为金铃子散,为止痛常用之方剂,善行气活血止痛。现代药理学研究证实延胡索乙素、丑素有明显的镇痛作用,尚未发现有成瘾性,较大剂量的延胡索乙素还有明显的催眠、镇静和安定作用。木蝴蝶、浙贝母和白花蛇舌草为李师治疗肺癌中常用的解毒散结之品。李老在顾全整体、扶正与祛邪相结合的治疗原则指导下,提高了患者的生活质量,彰显了中医药在晚期肺癌治疗中的特色。刘伟胜治疗脾肾两虚型肺癌,予以党参、黄芪补益脾气;白术健脾;补骨脂、淫羊藿、巴戟天、肉苁蓉等补肾壮阳;脾肾之气得以充盛,正气不虚,邪不可干。刘老还另煎高丽参、鹿茸以提气升阳,效果更佳。本案患者每半年复查胸部CT,未发现新病灶,亦未发现肺外转移,患者行动自如。孙桂芝治疗肺肾两虚型肺癌,治以补益肺肾,清热化毒,方用参芪地黄汤合千金苇茎汤化裁,加入解毒抗癌之品如鼠妇、草河车、金荞麦,软坚散结之品如炮山甲、鳖甲等,对肺癌肺肾两虚型治疗效果甚佳。

第14章 可怕的骨肉瘤，年轻人莫忽视

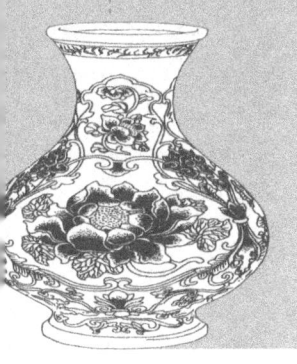

骨肉瘤属骨源性恶性骨肿瘤，由肉瘤性成骨细胞、骨样组织及新生骨构成，是恶性骨肿瘤中最常见和恶性程度最高的一种，具有发展快、转移早、预后差的特点。

本病常见于青少年，多发生于11~20岁，占2/3，男性患者较女性为多，约为18∶1。骨肉瘤呈高度恶性，生长迅速，常在发现时已经有血行转移至肺。疼痛为早期症状，可发生在肿瘤出现以前，起初为间断性疼痛，渐转为持续性剧烈疼痛，尤以夜间为甚。恶性大的肿瘤疼痛发生较早且较剧烈，常有局部创伤史。骨端近关节处肿瘤大，硬度不一，有压痛，局部温度高，静脉扩张，有时可摸出搏动，可有病理骨折。全身健康逐渐下降至衰竭，多数病人在一年内有肺部转移。本病在中医上属于"石痈"、"石疽"、"骨瘤"、"附骨瘤"等范畴。

解说病因1、2、3

大多数骨肉瘤病因不明,某些可能与外伤史、病毒感染、某些化学物质(如甲基胆蒽)及曾经接触放射线有关;某些可能与基因、遗传等因素有关。

中医认为本病多因先天禀赋不足、肾气虚衰,再感受外邪,蕴于骨骼;或暴力损伤骨骼,气血凝滞,耗伤津液,脾肾两虚所致。如《外科枢要》曰:"若劳伤肾水,不能荣骨而为肿者……名为骨瘤……夫瘤者,留也。随气凝滞,皆因脏腑受伤,气血和违。"《外科大成》亦曰:"骨瘤属肾,色黑皮紫,高堆如石,贴骨不移,治宜补肾行瘀,破坚利窍。"(图14-1)

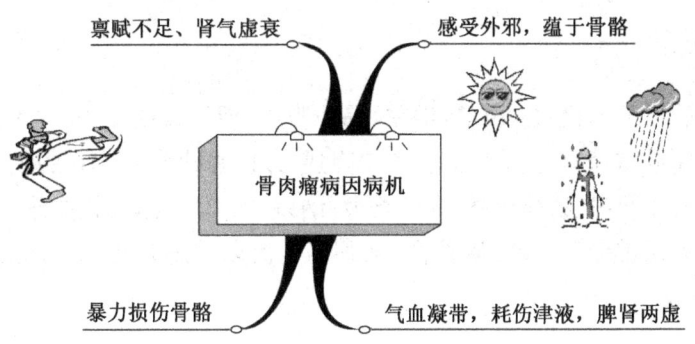

图14-1 骨肉瘤的病因病机

中医治病，先要辨证

1. 治疗前

（1）阴寒凝滞：肢体肿块，局部皮色如常，不红不热，酸楚隐痛，遇寒加重，舌淡，苔白，脉沉细。治以温阳散寒，通络止痛，方以阳和汤加减。

（2）热毒蕴结：肢体肿块，肿胀灼痛，或刺痛拒按，坚硬如石，皮色暗红或紫暗，或发热，口渴，大便干结，尿黄，舌红绛，或有瘀斑，脉涩或弦细。治以清热解毒，散结化瘀，方以消毒化瘀汤加减。

（3）脾肾两虚：面色苍白，唇甲淡白，动则汗出，胃纳差，肢体包块胀痛，腰膝酸软，神疲乏力，舌淡苔薄，脉细弱。治以健脾补肾，益气养血，方以归脾汤和肾气丸加减。

（4）阴虚内热：肢体肿块疼痛，朝轻暮重，肿块皮色暗红，身热口干，咳嗽，少痰或咯血，身体消瘦，大便干结，舌红少苔，脉细数无力。治以滋阴填精，清热解毒，方以知柏地黄丸加减。

2. 化疗后

（1）脾胃不和：恶心，呕吐，纳差，脘闷腹胀，便溏或便结，神倦乏力，舌淡红，苔白厚或腻，脉细。治以健脾和胃降逆，方以香砂六君子汤加减。

（2）气血两虚：精神疲惫，少气乏力，纳差，头晕眼花，面色少华，自汗，语声低微，大便排出乏力，舌淡苔白，脉细弱。治以健脾开胃，益气养血，方以八珍汤加减。

3. 手术后

（1）气血两虚：精神疲惫，少气乏力，纳差，头晕眼花，面色少华，自汗，语声低微，大便排出乏力，舌淡苔白，脉细弱。治以健脾开胃，益气养血，方以八珍汤加减。

（2）气阴两虚：神疲乏力，气短，口干咽燥，心烦梦多，或午后潮热，盗汗，食欲不振，大便干结，舌红少苔或无苔，脉细或细数。治以益气养阴，开胃，方以益胃汤加减（图14-2）。

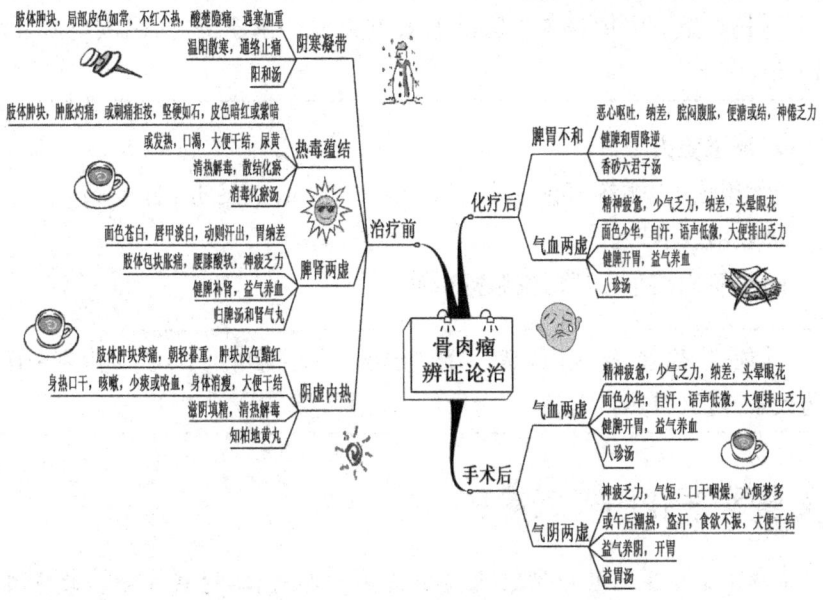

图 14-2　骨肉瘤的辨证论治

骨肉癌的大医之法

大医之法一：益气养阴散结方

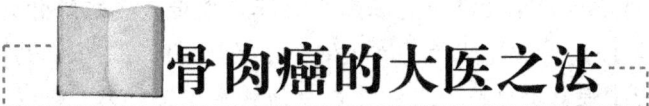

(1) 老中医验方

药物组成：黄芪 15g，南沙参 15g，北沙参 15g，鹿衔草 30g，蜀羊泉 30g，龙葵 12g，土茯苓 30g，露蜂房 15g，木馒头 30g，铁树叶 15g，白花蛇舌草 30g，凤尾草 30g，小金丹 4 粒（分服）。

功效：益气养阴，解毒散结。

主治：骨肉瘤。

［杨柱星. 中华名老中医治癌效方集成. 南宁：广西民族出版社，1999：306］

（2）熊进验方

药物组成：生晒参15g，麦冬15g，五味子10g，黄芪6g，白术8g。

功效：益气养阴。

主治：骨肉瘤手术后白细胞减少型。

［熊进，徐晋，骆东山，等. 参麦汤治疗恶性骨肿瘤32例. 南京中医药大学学报（自然科学版），2001，17（5）：325］

大医有话说

中华名老中医治癌效方经上海中医药大学验证，每获良效。此方具有养阴清热，解毒消肿，扶正固本之功，实验研究证明本方具有提高免疫功能的作用，同时本方中重用土茯苓、白花蛇舌草、露蜂房、凤尾草等解毒、抗癌的中药，此方在治疗中始终坚持祛邪不伤正。熊进考虑恶性骨肿瘤的治疗成功与否除了手术之外，化疗是消灭微小转移灶、提高5年生存率的重要保证。在化疗中最易出现的并发症就是白细胞减少及机体免疫功能下降，其直接后果不但影响化疗效果，而且会影响生存期。目前，常规采用的升白药都存在不良反应大、价格较贵等缺点。而参麦汤为纯中药制剂，具有益气固脱、养阴生津、大补元气之功效。大量的药理研究表明，此方不但可以促进细胞分裂和核糖核酸的合成，激活机体的腺体功能、刺激白细胞分裂与释放，而且在提高机体免疫力方面的作用是相当明显的。参麦汤应用于骨肿瘤的治疗，既可起到化疗药物的增效作用，减少化疗药物的毒副反应，又可以提高免疫力，保护骨髓造血功能，值得在临床推广应用。

大医之法二：温阳散寒活血方

搜索

（1）古建立验方

药物组成：黄芪、白术、补骨脂、淫羊藿、当归、白芍、大黄、南星、莪术、郁金。经现代中药提取制成胶囊,1粒相当于12g生药,每粒0.5g,每次5粒,每日2次。

功效:温补脾肾,散寒化瘀。

主治:骨肉瘤寒痰凝滞型。

[古建立,李东升,杜志谦,等. 化岩胶囊治疗骨肉瘤27例. 陕西中医,2002,23(12):1081~1082]

(2)郑翠娥验方

药物组成:熟地黄30g,鹿角胶10g,白芥子10g,桂枝10g,麻黄6g,补骨脂24g,骨碎补24g,白花蛇舌草30g,半枝莲30g,细辛6g,杭白芍25g,威灵仙15g,全蝎6g,蜈蚣2条(研末冲服),甘草5g。

功效:温阳补血,通络止痛。

主治:踝多发骨转移瘤。

[郑翠娥,王晓红. 阳和汤加减治疗骨肿瘤. 山东中医药杂志,1998,17(2):62]

大医有话说

古建立等认为骨肉瘤是"症瘕"或"下石疽",其发病机制为素体性格内向,或忧思胆小之人,其本为肝脾之虚,易于肝气郁结,气血运行不畅,脾虚不能升清降浊,肝木克土,水谷之精微化成痰,寒痰乘肝肾之虚,注行于骨,瘀阻而生肉瘤。根据中医的病理特点及现代药理研究,研制出化岩胶囊,其治疗原则为补肾健脾、软坚散结、活血破瘀。黄芪、白术健脾升清降浊,使水谷之精微不生痰而成为营养物质;补骨脂、淫羊藿补肾阳驱寒痰;当归、白芍补血生血;大黄活血破瘀;莪术软坚散结;南星豁痰,现代药理认为其可提高巨噬细胞的吞噬作用,对小鼠S180肉瘤有明显的破坏作用,可改变肿瘤生活环境,诱导分化,加速凋亡,本方既有扶正作用,又有抗癌作用。郑翠娥认为,肿瘤的形成是由于机体正气先虚,然后客邪留滞而引起的一系列病变结果,尤其疾病后期正虚邪实表现尤为突出。如《外证医案》曰:"正气虚则生岩。"骨肿瘤多以局部或周身骨骼顽固性疼痛为主要临床表现,患处皮肤无红肿,触之不热或微温,且多伴有乏力、气短、怯寒怕冷等症状,这与机体阳气虚弱有密切关系。肾阳为诸阳之根本,肾主骨藏精生髓,精血同源,髓能生血。肾阳之亏,精血生化不足致血虚,血虚则脉络空虚,血流涩滞。阳虚不能蒸化水液,聚而为痰;血脉鼓动无力,滞而为瘀。由此可见痰瘀互结是骨肿瘤发病的重要环节。再者肾主骨,肾阳亏虚,外邪内毒乘虚而入,留注骨骼,与痰、瘀互结,日久成块。故正虚邪实是骨肿瘤发病的根本,主要病机为阳虚血亏,痰瘀毒邪胶结。方中重用熟地黄温补营血;鹿角胶为血肉有情之品,能生精补髓,养血助阳,强壮筋骨;桂枝温通经脉;麻黄、白芥子通阳散滞而消痰结,合用使血脉宣通;白花蛇舌草、半枝莲解毒散瘀,全蝎、蜈蚣活血通络,药理研究证明四药均具有较强的抗肿瘤作用;补骨脂、骨碎补平补肾阳,强壮筋骨,增强骨骼抗病能力;威灵仙其性善走,温经散寒;细辛芳香走窜,温通经络;杭白芍养血敛阴,配甘草酸甘缓急共治疼痛。由于以上药物的合理配伍,临床才取得了满意的疗效。

大医之法三:健脾补肾方

搜索

张葆青验方

药物组成:炙北芪60g,太子参、大枣各30g,熟地20g,当归、白术、补骨脂、郁金、丹参各15g,鹿角胶(烊化)、炙甘草各10g。

功效:补肾健脾,活血散结。

主治:骨肉瘤脾肾亏虚型。

[张葆青,杨伟毅,石宇雄.健脾补肾法治疗骨肉瘤化疗后白细胞减少症17例.陕西中医,2007,28(7):841～843]

大医有话说

张葆青等认为化疗药物引起的骨髓抑制,主要是由药物对干细胞的直接损伤和对骨髓基质细胞或微循环的结构或功能损伤引起。寻找促进骨髓造血功能恢复和白细胞回升疗效好,副作用小的药物,仍是提高化疗疗效的关键。本方由当归补血汤合四君子汤加熟地、补骨脂、鹿角胶、大枣、丹参等组成。方中重用当归补血汤健脾益气补血,以资气血生化之源,取"有形之血,不能自生,生于无形之气"之意;配合四君子汤增加健脾益气作用,鹿角胶、补骨脂等补肾益髓，诸药合用，共奏健脾补肾，益气养血功效；加用郁金行气解郁。现代研究证明，方中炙北芪、白术、补骨脂等药物不仅有提升白细胞的作用，还能提高机体免疫力、直接抗肿瘤、对化疗有减毒增效作用。观察中我们还发现，如果化疗前和化疗结束后服用本方，可减轻骨髓抑制的程度。

第15章 揭秘膀胱癌，跨过生命之坎

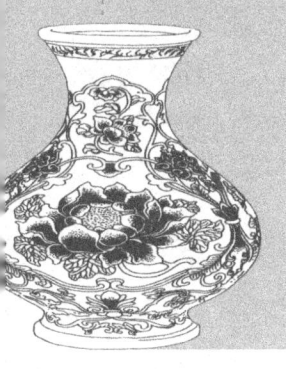

　　膀胱癌泛指各种出自膀胱的恶性肿瘤，也就是有异常细胞大量增殖而不受管制，是泌尿系统中最常见的恶性肿瘤。随着社会的发展，其发病率呈逐年上升趋势，在我国居泌尿系统恶性肿瘤的第一位，在世界居第二位。其发病有地区性和种族性，城市发病率高于农村，男性占85%，发病年龄在16~84岁，以50~60岁为高峰，男女比例为4∶1。罹患膀胱癌最主要的危险因子是来自基因的影响，另外吸烟者，长期接触某种染料（含苯胺成分，如纺织厂员工就可能接触到）、汽油或其他化学物质者也有较高的风险。膀胱癌在非治疗情况下自然生存期大致为16~20个月，经治疗者生存期不等，长者可达几十年。本病归属中医学"尿血、癃闭、淋病、癥瘕"等范畴。

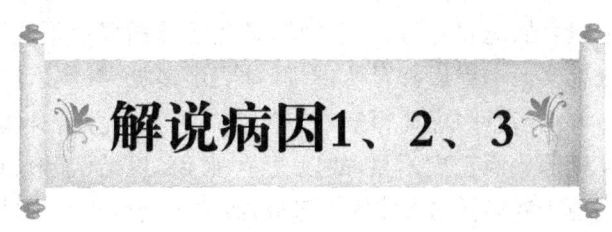

解说病因1、2、3

1. 病因

(1)六淫邪毒:外感六淫之邪,或工业废气、石棉、煤焦烟灰、放射性物质等邪毒之气,由表入里,若正气不能抗邪,则致客邪久留,脏腑气血阴阳失调,而致气滞、血瘀、痰浊、热毒等病变,久则可形成结块,结于膀胱,发为本病。

(2)七情怫郁:情志不遂,气机郁结,久则导致气滞血瘀,或气不布津,渐而成块,结于膀胱,发为本病。正如《类证治裁·郁证》说:"七情内起之郁,久则津凝为痰,血瘀、痰浊互结而伤气,继必及血。"

(3)饮食失调:嗜好烟酒、辛辣、烧烤,损伤脾胃,脾失健运,正气亏虚,气虚血瘀。如《读医随笔·承制生化论》说:"气虚不足以推血,则血必有瘀。"另一方面,脾失健运,不能升清降浊,敷布运化水湿,则痰湿内生,结于膀胱,发为本病。正如《医宗必读·痰饮》所说:"脾土虚弱,清者难升,浊者难降,留中滞膈,瘀而成痰。"

(4)宿有旧疾:机体脏腑阴阳的偏盛偏衰,气血功能紊乱,如治不得法或失于调养,病邪久羁,损伤正气,或正气本虚,驱邪无力,加重或诱发气、痰、食、湿、水、血等凝结阻滞体内,邪气壅结成块,结于膀胱,发为本病。

(5)久病伤正,年老体衰:正气内虚,脏腑阴阳气血失调,是罹患癌症的主要基础。正如《医宗必读·积聚》所说:"积之成者,正气不足,而后邪气踞之。"久病体衰,正气亏虚,气虚血瘀;或生活失于调摄,劳累过度,气阴耗伤,外邪每易乘虚而入,客邪留滞不去,气机不畅,终致血行瘀滞结而成块,结于膀胱,发为本病。

2. 病机

　　本病病位在膀胱,但与脾、肾关系密切。本病的基本病理变化为正气内虚,气滞、血瘀、痰结、湿热毒等相互纠结,日久积滞而成有形之肿块。病理属性总属本虚标实。本虚以脾肾两虚、肝肾阴虚多见,标实以湿热蕴结、瘀血内阻多见。本病多是因虚而得病,因虚而致实,是一种全身属虚,局部属实的疾病。初期邪盛而正虚不显,故以气滞、血瘀,痰结、湿聚、热毒等实证为主。中晚期由于癌瘤耗伤人体气血津液,故多出现气血亏虚,阴阳两虚等病机转变,由于邪愈盛而正愈虚,本虚标实,病变错综复杂,病势日益深重(图15-1)。

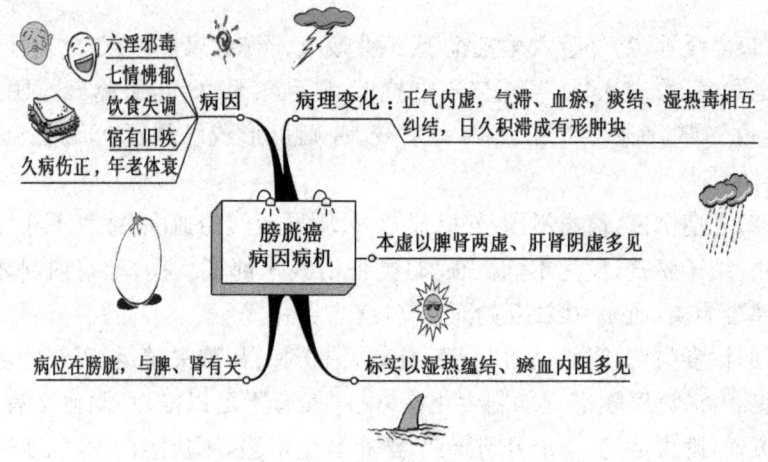

图15-1　膀胱癌的病因病机

中医治病,先要辨证

1. 湿热下注

　　小便短赤灼热,尿色紫红,伴尿痛、尿急、尿频或排尿不畅,下腹胀痛,下肢浮肿,腰膝酸软,舌苔黄腻,脉弦数。治以清热利湿,凉血解毒,方以八正散合萆薢分清饮加减。

2. 阴虚火旺

小便不爽,尿血色淡红,神疲,腰膝酸软,五心烦热,形体消瘦,盗汗,舌苔薄黄,舌质红绛,脉细数。治以滋阴降火,凉血解毒,方以知柏地黄丸加减。

3. 瘀血内阻

尿血时多时少,小便涩痛,小腹疼痛,舌苔薄白,舌质紫黯,脉细弦涩。治以活血化瘀,理气止痛,方用少腹逐瘀汤合失笑散加减。

4. 脾肾亏虚

无痛血尿,小便无力,腰酸膝软,小腹下坠,面色白,倦怠无力,头晕耳鸣,大便溏薄,舌质淡,舌苔薄白腻,脉沉细。治以补中益气,温补肾阳,方以补中益气汤合附桂八味丸加减。

5. 癌毒走窜,气血两虚

病到晚期,远处转移,疲乏无力,自汗盗汗,面色无华,血尿时作,贫血消瘦,行动气促,有时咳嗽伴有低热,口干舌质红或深红,黯紫有瘀斑,脉细弱或大而数。治以补气养阴,扶正抑癌,方以生脉散合身痛逐瘀汤加减。

6. 癌邪被攻,余毒未清

手术、放疗、化疗后,腰膝酸软,体弱无力,精神不振,偶有低热或有血尿,面色苍白,纳差,舌质淡红,舌苔薄白或白腻,脉软无力或细数。治以益肾健脾,扶正祛邪,方以八珍汤加减(图 15-2)。

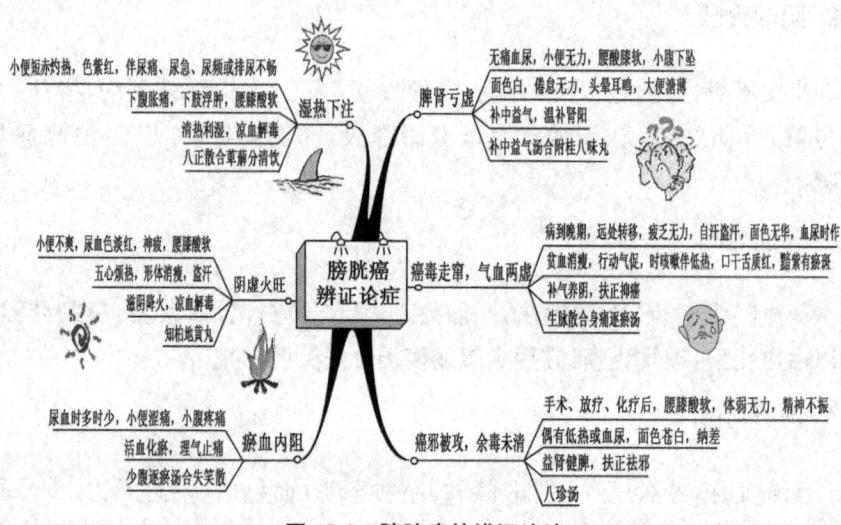

图 15-2　膀胱癌的辨证论治

膀胱癌的大医之法

大医之法一：活血化瘀散结方

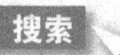

(1) 朱曾柏验方

药物组成：枸杞子 15g，天麻 15g，炙黄芪 10g，新开河参 10g，白木耳 30g，香菌 15g，白花蛇舌草 30g，半枝莲 30g，海金沙 100g，三七 15g（碾极细末，分次吞服），炙甘草 10g。

功效：活血化瘀，解毒散结。

主治：膀胱癌瘀血阻滞毒结型。

［朱曾柏．癌症医案 2 则．中医杂志，1993，34(12)：720～721］

(2) 楼建国验方

药物组成：凤尾草30g，瞿麦15g，忍冬藤30g，大小蓟各30g，龙牙草30g，针包草15g，侧柏叶9g，白茅根18g，土茯苓30g，猪茯苓各15g，炮姜4.5g，焦山栀12g，蒲黄6g，皂角刺9g。

功效：活血散结，清热利湿。

主治：膀胱癌热伤血络瘀结型。

[楼建国．癌症治验两则．浙江中医学院学报，1990，14(5)：53]

(3) 谷铭三验方

药物组成：茯苓15g，丹皮15g，赤芍15g，三棱25g，莪术30g，生地炭20g，当归15g，阿胶15g(烊化)，三七粉5g(冲)，薏米仁30g，白花蛇舌草30g，蜈蚣2条，小蓟10g，牛膝15g。

功效：清热利湿，化瘀散结止血。

主治：膀胱癌瘀热互结型。

[谷言芳，等．谷铭三治疗肿瘤经验集．上海：上海科学技术出版社，2002：10]

(4) 蒋益兰验方

药物组成：小蓟30g，鲜生地30g，蒲黄炭30g，藕节15g，淡竹叶6g，山栀子10g，三棱10g，莪术10g，半枝莲30g，石见穿30g，田七粉6g(兑服)，蚤休30g，甘草6g。

功效：凉血止血，化瘀解毒。

主治：膀胱癌瘀热互结型。

[蒋益兰，金红．中医辨证与化疗治疗晚期膀胱癌56例对比观察．湖南中医杂志，1994，10(3)：3～4]

大医有话说

膀胱癌根据其临床特点，应属中医文献中"尿血"、"癃闭"、"淋病"等范畴。《医学精要》云："溺血者，溺下红赤。"《丹溪心法·溺血》曰："痛者为淋，不痛者为溺血。"朱曾柏认为从流行病学调查来看本病患者年龄多数大于55岁，此时患者天癸已经开始枯竭，大多数患者年高体弱，可见一派虚象。故治疗上应予患者大剂量炙黄芪、新开河参、天麻、白木耳、香菌、枸杞子等补气扶正药,以期留人治病。癌因毒成,故白花蛇舌草、半枝莲、甘草,一用三年不衰。楼建国认为由于瘀血阻滞血不归经,结而成块发为本病。根据治病求本的目的,在止血散结的同时应给予活血化瘀。故予大剂量凤尾草、忍冬藤、大小蓟、龙牙草、瞿麦等止血,白茅根、侧柏叶、针包草、栀子等清热凉血止血,同时配伍蒲黄、皂角刺活血化瘀,以期标本兼治。谷铭三认为此型患者大多因膀胱内血络运行不畅导致血瘀,瘀毒内生,日久化热,灼伤脉络,湿热下注而出现尿血等一系列症状。根据中医诊治原则:急则治其标。先以牛膝四物汤加三七、阿胶、小蓟、云南白药等清热凉血,化瘀止血。配伍薏米仁、白花蛇舌草、三棱、莪术、蜈蚣等清热利湿,散结祛瘀。当患者尿血等症状改善之后可予以六味地黄丸方加减,加上薏米仁、萆薢、白花蛇舌草、莪术、鱼腥草等补肾利湿,散结化瘀。通过长时间的治疗来看,加入辨证明确,采用此法在临床治疗中可以取得明显的效果。蒋益兰认为膀胱癌乃邪热与瘀毒互结,积于膀胱而成,治当凉血止血,解毒化瘀为主,故选用小蓟饮子加减作为基本方治疗。而膀胱癌多见于老年人,临床上必须注意辨病与辨证相结合。在凉血止血,化瘀解毒的同时辅以患者补养气血,病证结合,攻补兼施,方可提高疗效,延长患者的生存期。

大医之法二:清热利湿解毒方

搜索

(1)老中医验方

药物组成:生地炭 30g,侧柏炭 30g,藕节 30g,白花蛇舌草 30g,仙鹤草 30g,白茅根 30g,旱莲草 30g,赤芍 15g,白芍 15g,茜草根 15g,栀子炭 10g,粉丹皮 10g,山楂炭 10g,三七粉 20g(另包冲服)。

功效:清热利湿,解毒散结。

主治:膀胱癌湿热瘀毒型。

[杨柱星. 中华名老中医治癌效方集成. 南宁:广西民族出版社,1999:394]

(2)赵昌基验方

药物组成:喜树 12g,丹参 30g,法半夏 10g,滑石 30g,石韦 15g,萹蓄

15g,白花蛇舌草 30g,半枝莲 30g,田七粉 6g,琥珀 9g,白英 15g,白茅根 30g。

功效:理气活血,清热解毒,化瘀通淋。

主治:膀胱癌邪毒、痰热瘀结型。

[赵晓琴.赵昌基用中草药治疗肿瘤的经验.上海中医药杂志,2006,40(8):23～24]

(3)郑长松验方

药物组成:薏苡仁、白茅根各 60g,夏枯草、昆布、生牡蛎、瓜蒌、半枝莲、沙参、土茯苓、元参各 30g,清半夏 12g,川贝母、青陈皮、莪术、荆三棱各 10g。

功效:清金泄热,解毒化瘀。

主治:膀胱癌金不生水、湿毒内结型。

[李济仁,等.名老中医肿瘤验案辑按.上海:上海科学技术出版社,1990:46]

(4)蒋松定验方

药物组成:水牛角 30g(先)、龟甲 30g(先),桃仁 10g,丹皮 10g,川朴 10g,薏米仁 30g,泽泻 10g,枳壳 10g,甘草梢 10g。

功效:活血化瘀,清热利湿。

主治:膀胱癌瘀热内结型。

[蒋松定.中西医结合治疗膀胱癌血尿 15 例临床疗效观察.中国中医药科技,1997,4:126～127]

大医有话说

杨柱星收集前人验方,此方为膀胱癌湿热瘀毒型的有效验方,方中采用大剂量清热利湿药物,同时配合旱莲草、白芍等养阴药物,使得祛湿而不伤正,同时加用大量活血化瘀药物,以期尽快消除结于膀胱之肿块,缓解患者症状,延长患者的生存时间。赵昌基认为肿瘤的形成与血瘀关系最为密切,尤其是恶性肿瘤。现代临床研究证明,恶性肿瘤患者一般伴有微循环障碍、血黏度升高、凝血功能亢进和纤溶血小板平衡的紊乱等。而通过活血化瘀法可达到消瘀散结的目的。特别是恩施州的主产民药喜树,其味苦而涩,具有治癌消积等作用,为治疗各种良性、恶性肿瘤的常用药。据现代药理研究,喜树有较强的抗癌和抑制癌细胞再生之作用,属临床上常用抗癌药物之一。同时配伍清热利湿的半夏、滑石、石韦、萹蓄等清解膀胱湿热,恢复膀胱气化功能,从而达到缓解患者症状和治疗疾病的目的。郑长松认为本病病属"溺血"范畴。溯其源,由于金不生水,湿毒内结所致。其湿毒当解,阴虚当益,故方中以半枝莲、土茯苓清内结之热,解血中之毒;沙参、元参壮水制火,专益肺肾之阴,以翼金水相生;夏枯草、瓜蒌、昆布、牡蛎、半夏、川贝母等解热邪之郁结,散痰浊之壅滞;三棱、莪术活血化瘀;青皮、陈皮理气行滞,散逆和中而奏效。蒋松定认为膀胱癌血尿为常见之症,每每伴见大便干结而小便自利,正如张仲景所说:"伤寒外不解,热积膀胱,小腹胀满,大便黑,小便利。"蒋方用犀角为君凉血散瘀,清热解毒,用桃仁以使药达血所,丹皮助犀角凉血散瘀、龟甲滋阴补血、软坚消肿,甘草梢行药达病所,调和诸药,薏米仁清热解毒、消肿利湿,上药相合,共奏凉血散瘀,清热散毒,止血之功,使瘀去热解毒无所聚,其血自止,方中犀角用水牛角代,其量加大,以病情而酌量定夺。

大医之法三:益气养阴摄血方

(1)方青验方

药物组成:党参、黄精、炒白术、无花果各20g,当归12g,八月札15g,女贞子25g,绿萼梅10g,半枝莲、生黄芪、合欢皮、槲寄生各30g。

功效:膀胱癌正气衰败型。

主治:扶正培本,益气养阴。

[方青,莫剑翎.参芪贞精汤治疗晚期癌症27例.浙江中医杂志,2003,38(7):293]

(2)陈磊验方

药物组成:生黄芪20g,当归10g,丹参10g,炒党参15g,鳖甲10g(先),金荞麦15g,野葡萄藤30g,山慈姑15g,三棱15g,莪术15g,白花蛇舌草30g,女贞子15g,大生地15g,蜂房10g,天龙3条。

功效:扶正祛邪,固本培元,活血化瘀,软坚散结。

主治:膀胱癌术后体质虚弱型。

[陈磊,周智恒.膀胱癌术后中药治疗45例临床观察.中国中西医结合外科杂志,2004,10(4):318~319]

(3)张慧验方

药物组成:党参、黄芪、白术、甘草、升麻、柴胡、寄生、川断、菟丝子、白茅根、白及等。

功效:补中健脾,益气摄血。

主治:膀胱癌气不摄血型。

[张慧.举元煎治愈膀胱癌术后尿血一例报告.天津中医药,1992,5:38]

大医有话说

方青等认为扶正与祛邪是中医药治疗癌症的两大法则。祛邪适用于初期正虚轻微之时,到了晚期正气极度虚弱时,当以扶正为主。诚如《医宗必读·积聚》认为:"初者,病邪初起,正气尚强,邪气尚浅,则任受攻;中者受病渐久,邪气较深,正气较弱,任受且攻且补;末者,病魔经久,邪气侵凌,正气消残,则任受补。"方中党参、黄芪补气益脾,增强机体免疫功能;当归养血,黄精滋阴,女贞子、槲寄生益肾,白术健脾,八月札、绿萼梅疏理肝气而不伤阴,合欢皮宁心安神无碍脾胃;半枝莲清热解毒、散瘀活血,无花果消肿解毒、开胃清肠。近年现代研究亦证明上述药物大多具有很好的抗癌及提高机体免疫功能的作用。纵观全方,旨在扶正培本,兼顾抗癌。陈磊等认为中药治疗原则是扶正、祛邪、增强机体免疫力,抑制癌基因的发展,达到治疗癌肿的发生或是复发的目的。中医学有"正气虚则成岩"的记载,故治疗癌肿首先是扶正,还要促进癌细胞凋亡,以抑制癌细胞生长,杀灭癌肿,还要清热解毒,活血化瘀,软坚散结以祛邪。方用炒党参、生黄芪、大生地、女贞子补气补血以扶正,增强机体免疫功能,对NK细胞亚群LAK细胞、巨噬细胞有调节作用,还可增强TNF蛋白活性。当归、丹参、三棱、莪术、鳖甲活血化瘀、软坚散结,具有抗凝,改善微循环,抑制肿瘤及抗转移作用。金荞麦、白花蛇舌草、山慈姑、野葡萄藤、蜂房、天龙抑制癌肿生长,消除肿瘤。其中金荞麦、野葡萄藤、蜂房、天龙清热解毒,散结抗肿瘤;白花蛇舌草能刺激网状内皮细胞增殖,促进抗体形成;山慈姑含秋水仙碱等多种生物碱,能有效抗肿瘤。张慧认为膀胱肿瘤切除术后,血尿持续时间的长短与肿瘤的大小,创面的大小,以及自身免疫力、修复力有关,其后者是主要因素。如果患者体质强壮并且自身免疫力和修复力较强,则术后恢复较快,自然血尿的持续时间短,其所谓免疫力和修复力又与中医"正气"有关。所以方中选用能够气血双补的举元煎作为基础方加减,在扶正的同时又可有效地缓解尿血的症状。另外脾气健旺需要肾阳的温煦,脾虚日久肾气亏损,所以健脾还要补肾,待脾气旺血自归经,而血止。所以在平时进行膀胱癌的治疗,除了常规的采用清热止血的方法外,还应根据病情考虑益气健脾,引血归经。

第16章 前列腺癌，老年男性的痛中之痛

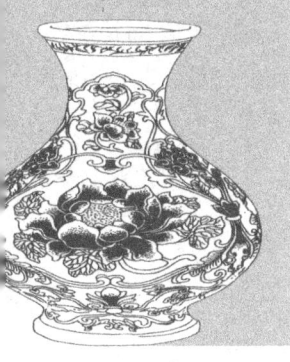

前列腺癌是老年男性生殖系统最常见的恶性肿瘤之一，在新诊断为前列腺癌的患者中，中位年龄为72岁，高峰年龄为75~79岁。导致前列腺癌的最重要的因素之一是遗传。流行病学研究发现有前列腺癌阳性家族史的患者比那些无家族史患者的确诊年龄早6~7年。另外，高动物脂肪饮食也是一个重要的危险因素。其他危险因素包括维生素E、硒、木脂素类、异黄酮的低摄入。经常进行日光浴和饮用绿茶对前列腺癌具有保护和预防作用。多数前列腺癌早期病变局限，无症状，少数可有早期排尿梗阻症状，晚期可出现些特异性症状。一般局部症状包括尿道梗阻中瘤局部扩散对周围组织结构的影响，表现为逐渐加重的尿流缓慢、尿频、尿急、尿流中断、排尿不尽、排尿困难等。同时骨转移是前列腺癌的常见症状。中医学一般将其归入"癃闭"、"淋证"、"尿血"等疾病范畴。

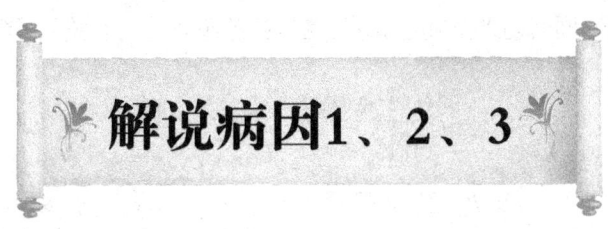

解说病因1、2、3

1. 病因

(1)过餐五味：古代文献提到"厚味过多，过餐五味"是肿瘤病因之一，即《素问·气厥论第三十七》中讲："胞移热于膀胱，则癃溺血。"嗜食肥甘厚腻、烟酒辛辣，损伤脾胃，运化失司，酿生湿热，湿热下注，而致本病。

(2)起居失调：起居不慎，接触有毒物质，或劳欲过度，肾气不足，调节失衡，失于运化濡养，而至血瘀精败，聚于下焦发于尿道周围，导致前列腺组织异常增生，变为肿瘤。

(3)外感六淫：《灵枢·九针论第七十八》曰："四时八风之客于经络之中，为瘤病者也"，又有"积之所生，得寒乃生，厥乃成积也"。《诸病源候论·卷四十·妇人杂病诸候四》认为："阴中生息肉者，此由胞络虚损，冷热不调，风邪客之，搏于气血，变而息肉也。"这说明肿瘤的发生与外感邪气有关，现代研究表明前列腺癌可能与病毒、衣原体、支原体等有关。

(4)情志不舒：七情中，对前列腺影响较大的是怒和忧思。怒则伤肝，肝经绕阴器，抵少腹。情欲不遂，前列腺即反复受到恶性刺激。或性欲不遂，忧思不解，相火妄动，前列腺经常处于充血状态，日久引起气滞血瘀、痰凝毒结，形成癌瘤。

(5)先天不足：先天禀赋不足，易受外邪，积聚内生，形成癌瘤。

2. 病机

本病病理属性总属本虚标实。本虚以肾脏亏虚、气血两虚多见，标实以湿热蕴结、气滞血瘀、湿聚痰凝多见。在多种致病因素的作用下，湿热下注或痰瘀互结阻塞尿道，导致排尿不畅。久病耗损、气血亏虚、肾元不足，膀胱气化无力产生小便不利等症状。前列腺癌患者久病耗损，或药物及手术去势术后，均易导致肾元不足，肾虚不能温化，产生小便不通或点滴不爽等临床症状。因而前列腺癌初期为实证，后期为本虚标实之证。本病病位主要责之于肾与膀胱，同时与老龄功能减退，其他脏腑虚衰等均有关系（图16-1）。

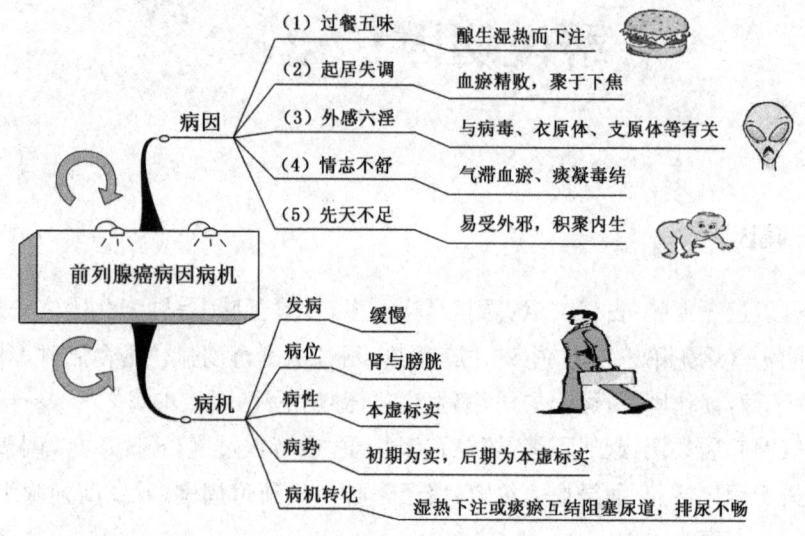

图16-1 前列腺癌的病因病机

中医治病，先要辨证

1. 湿热蕴结

尿频、尿急、尿痛，时有尿血；常伴有阴部潮湿、纳呆口腻，舌质红苔白腻，脉滑数。治以清热利湿，软坚通利，方以萆薢分清饮加减。

2. 瘀血阻滞

腰部及会阴部坠胀疼痛，尿痛较明显，尿细如线或点滴而下，尿色淡红，局部肿块能明显扪及，舌质紫黯，脉沉弦。治以活血祛瘀化痰，散结通利，方以抵当丸加减。

3. 痰瘀互结

局部肿块明显、阵发性疼痛和严重排尿困难或点滴难下为主证,伴精神萎靡、纳呆、口淡无味,尿色深红或呈絮状,舌质黯红、苔厚腻,脉沉紧。治以解毒散结,化痰逐瘀,方以血府逐瘀汤合温胆汤加减。

4. 肾阴不足

排尿余沥不尽、尿细如线,形体消瘦、腰脊隐痛,伴口干心烦、失眠、盗汗,舌红苔少,脉沉细数。治以滋养肾阴,方以知柏地黄丸加味。

5. 肾阳亏虚

排尿余沥不尽、尿细如线,形体消瘦、面色苍白,伴畏寒怕冷、下肢浮肿,大便稀溏,舌质淡苔白滑,脉沉细弱。治以温补肾阳,方选右归饮加味(图16-2)。

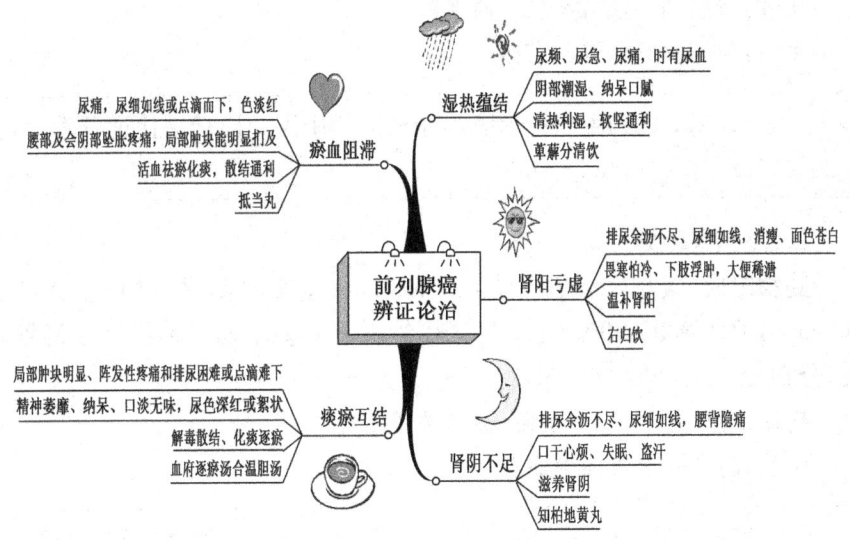

图 16-2 前列腺癌的辨证论治

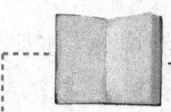

前列腺癌的大医之法

大医之法一：清热利湿散结方

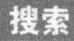

(1) 李远鹏验方

药物组成：冬葵子 20g，瞿麦 20g，萹蓄 20g，滑石 30g，车前子 20g，栀子 10g，木通 10g，黄柏 15g，白茅根 20g，白术 10g，浙贝母 15g，地龙 10g，夏枯草 30g，乳香 10g，山楂 20g，炙甘草 5g。

功效：清热利湿，解毒化瘀，通络散结。

主治：前列腺癌湿毒瘀结型。

［李元鹏．前列腺癌的中医辨证论治．中国中医药现代远程教育，2009，7(20)：182～183］

(2) 凌耀星验方

药物组成：黄柏 12g，生薏苡仁 20g，猪茯苓各 12g，甘草梢 9g，大红藤 20～30g，败酱草 20～30g，生黄芪 15g，炒白术 15g，生地 15g，滋肾通关丸 12 丸(分吞)。

功效：清热除湿，泄浊止血，辅以健脾滋肾。

主治：前列腺癌湿热壅盛型。

［凌耀星，等．中医治癌秘诀．上海：上海文汇出版社，1995：245～247］

大医有话说

李远鹏认为早期确诊本病比较困难,发现本病时常为中晚期,因而临床治疗难度较大。依据"正气存内、邪不可干"、"邪之所凑、其气必虚"的中医基础理论,采用大剂量的清热利湿药物,同时辅以活血化瘀解毒的白茅根、乳香、地龙等,可以有效地改善患者的症状,同时可使局部前列腺瘤体明显缩小。此类药物经济实惠,毒副反应轻微,对于前列腺癌的治疗有着明显的疗效。凌耀星等认为患者湿浊热毒正盛,壅滞下焦,治疗宜采用清泄之法。故以黄柏、大红藤、败酱草、生薏苡仁等大剂清热解毒,排脓泄浊,直捣黄龙;猪茯苓、甘草梢通利州都;生地凉血止血;滋肾丸清下焦湿热,更有助于膀胱气化。由于药后邪毒得清,症状明显缓解,但是癌毒蛰伏,隐患未除,后期用药予以扶正祛邪,使正胜邪却。

大医之法二:补肾化瘀散结方

搜索

(1)老中医验方

药物组成:①炙黄芪30g,太子参20g,丹参20g,生地20g,怀山药20g,山萸肉10g,益智仁10g,巴戟天10g,仙灵脾10g,白术10g,乌药10g,五味子10g,金樱子10g,诃子10g,仙茅5g,炙甘草5g。②炙黄芪30g,丹参30g,猕猴桃根30g,白花蛇舌草30g,半枝莲30g,郁金20g,莪术20g,白芍15g,赤芍15g,当归尾10g,三棱10g,乌药10g,红参10g,炙甘草10g,鹿角胶5g(烊化),桂枝5g。

用法:每日1剂,水煎分2次服。先用前方加减50余剂,诸症缓解,继服后方90剂善后。

功效:滋肾化瘀散结。

主治:前列腺癌命门火衰型。

[杨柱星.中华名老中医治癌效方集成.南宁:广西民族出版社,1999:394]

(2)邱幸凡验方

药物组成:熟地黄20g,山萸肉15g,制附片15g,肉桂10g,当归15g,生晒参 15g,知母 15g,黄柏 13g,土鳖虫 10g,蜈蚣 2 条,龙葵 30g,白花蛇舌草 30g。

功效:补肾温阳,益气养血,兼化瘀通络,清热解毒。

主治:前列腺癌肾阳虚衰型。

[邱幸凡．前列腺癌多发骨转移并下肢瘫痪治验 1 则．上海中医药杂志,2008,42(9):14～15]

(3)李恒山验方

药物组成:熟地 30g,生黄芪 30g,枸杞 20g,续断 20g,骨碎补 15g,川牛膝 25g,鹿角胶 10g,秦艽 15g,制鳖甲 20g,穿山甲 10g,皂刺 10g,海藻 10g,威灵仙 8g,炒白术 12g,党参 12g,当归 15g,制大黄 10g,蚤休 15g,山慈姑 15g,土鳖虫 6g,木通 10g。

功效:补肾填精,活血化瘀散结。

主治:前列腺癌肾虚痰瘀互结型。

[李恒山,杨玉霞．中医药治疗晚期前列腺癌 12 例报告．四川中医,2004,22(5):48]

(4)方伯英验方

药物组成:生黄芪 15g,潞党参 12g,仙灵脾 12g,甜苁蓉 6g,巴戟天 6g,杞子 12g,制首乌 12g,穿山甲 15g,牛膝 12g,制大黄 6g,炒黄柏 10g,知母 6g,土茯苓 15g,七叶一枝花 12g,白花蛇舌草 15g,杭白芍 12g,炙甘草 6g。

功效:益气补肾,化浊行瘀散结,清利尿道。

主治:前列腺癌肾气不足型。

[朱白冰．方伯英治疗前列腺癌一则．上海中医药杂志,1988,1:3～4]

(5)刘永年验方

药物组成:生黄芪 15g,太子参 15g,山药 15g,猪苓 12g,茯苓 12g,泽泻 6g,熟地 10g,制山萸肉 10g,枸杞子 10g,菟丝子 12g,覆盆子 12g,金樱子 10g,炒桑螵蛸 10g,淫羊藿 10g,巴戟天 10g,制女贞子 12g,炙杜仲 12g,黑大豆 15g,黄柏 5g,制首乌 12g,煅五花龙 12g,煅牡蛎 12g,莲须 5g,景天三七 12g,炙龟甲 15g,阿胶 10g(烊化),茯神 12g,炙远志 5g,合欢皮 12g,炒酸枣仁 10g,石菖蒲 6g,川郁金 10g,砂仁 3g,炒谷麦芽各 12g,玉竹 10g,丹参 12g,炒白术 10g,碧桃干 10g,浮小麦 12g,陈皮 6g,枫斗 1g(另煎),冬虫夏草 1g(研粉)。

功效:益肾填精,活血散结。

主治:前列腺癌肾精不足型。

[徐长松．刘永年运用膏滋方治疗前列腺癌术后验案 1 则．江苏中医药,2010,42(10):16]

大医有话说

　　杨柱星等总结前人经验,方中山茱萸、生地、怀山药、五味子、鹿角胶等滋肾填精;巴戟天、仙灵脾、仙茅、益智仁、乌药等温补元阳;炙黄芪、太子参、红参、白术、炙甘草等益气培中;金樱子、诃子等收敛固涩;蚤休、半枝莲、白花蛇舌草、猕猴桃根等药能直接清除体内自由基而发挥抗癌作用。邱幸凡认为本病属于中医的"积证"、"癃闭"、"痿证"、"骨痹"等范畴。治疗难度极大。治疗关键在于正气的恢复和癌毒的清除,从"五脏系统"分析,本病主要病变在肾系统,由于肾气耗伤,阳失温通,阴失滋润,加之瘀热、癌毒互结阻络,二便气化失司,下肢筋膜失养,故成瘫痪、癃闭之证。以熟地黄、山茱萸、附子、肉桂补肾益精,温阳化气,当归、人参益气养血,以治其本;复以知母、黄柏、龙葵、白花蛇舌草清热解毒,土鳖虫、蜈蚣活血化瘀、攻毒通络,以治其标。攻补兼施,以补为主,故二便及下肢功能恢复较快。邱幸凡认为恶性肿瘤的治疗必须注意以下三点:一是扶正补脏是治疗的根本,二是涤除癌毒是治疗的关键,三是化瘀通络是治疗的重要环节。李恒山认为前列腺为副性腺,所产生前列腺液为精液组成成分,为肾所主,因此前列腺当属肾的范畴。方中熟地、鹿角胶、枸杞、生黄芪、鳖甲、续断补肾填精固本,穿山甲、皂刺、海藻、丹参、土鳖虫、蜈蚣活血化瘀散结,蚤休、山慈姑、土茯苓、制大黄解毒抗癌、引毒下行,木通配川牛膝、穿山甲、土茯苓通利水道,诸药合用,药证相合,故能获效。方伯英根据临床症状,认为患者系老年肾气不足,继而形成浊邪瘀血成块,阻塞于膀胱、尿道之间。病属中医癃闭范畴,治宜攻补兼施,以补益为主。方用黄芪、潞党参补气,仙灵脾、巴戟天、甜苁蓉补益肾阳,并加入适当杞子、制首乌等养阴之品,以防纯补其阳而生燥热;同时用活血化瘀散结的穿山甲、牛膝、制大黄、土茯苓等药,加入清热解毒化浊的七叶一枝花、白花蛇舌草、黄柏、知母等攻邪;又白芍、甘草缓急止痛。综观全方,十分严谨,紧紧抓住扶正祛邪这一总的治疗原则,从而取得满意的效果。刘永年以二仙汤、左归丸、六君子汤、牡蛎散复方化裁组方。方中淫羊藿、巴戟天、虫草、菟丝子、杜仲补肾壮阳;熟地、山药、山萸肉、炙龟甲、枸杞子、女贞子滋补肾阴,冀使水火相济,阴阳平衡;枫斗、玉竹养阴生津;黄芪、太子参、白术、甘草益气健脾;猪苓、茯苓、泽泻利水渗湿,与大队滋补药相配,既可减滋补药之滋腻之性,又可起到补泻兼施、固本清源的作用;黑大豆为平补之品,具有补脾益肾、解毒利水之功,黑大豆与猪苓尚有抗肿瘤、调节免疫功能的作用;此外,莲须、桑螵蛸、金樱子、覆盆子补肾固精缩尿;煅龙牡可增强固涩缩泉之功,又可平抑浮越之肝阳,再配浮小麦、碧桃干又有收敛止汗的作用;茯神、远志、枣仁、合欢皮、郁金、菖蒲展布神机,达郁安神;丹参、景天三七能活血化瘀,安神定志,与补气药相伍,则有助于气血流通;陈皮、砂仁、二芽行气助运,以防膏方滋腻碍胃;方中加少量黄柏清泻相火,与淫羊藿、巴戟天等温补肾阳药配伍使用,具有调燮阴阳、调整体内内分泌功能紊乱的作用。纵观本方,繁而有序,具有脾肾双补、阴阳兼顾、动静结合、寒热并用、升降平衡的特点。

大医之法三:益气活血散结方

搜索

(1)李彦竹验方

药物组成:穿山甲 10g,桃仁 15g,大黄 8g,当归 12g,生地 12g,红花 12g,赤芍 15g,白花蛇舌草 30g,滑石 30g,甘草 5g,三七 5g(冲服),琥珀 3g(冲服),公英 30g。

功效:行瘀散结,通利水道。

主治:前列腺癌瘀血内停型。

[李彦竹,魏子耿. 代抵当汤治癃闭验案. 河北中医,1995,17(6):29]

(2)凌耀星验方

药物组成:茯苓 15g,焦白术 15g,苍术 6~9g,砂仁 5g(后下),建曲 9g,谷麦芽各 12g,大腹皮 12g,泽泻 20g,车前子 30g(包煎),川楝子 9g,薏米仁

30g,紫丹参 30g,红花 9g,鸡血藤 30g,炮山甲 9~15g,白花蛇舌草 30g,半枝莲 20g,白英 40~45g。

功效:益气健脾,利水活血化瘀。

主治:前列腺癌脾虚血瘀型。

[凌耀星,等.中医治癌秘诀.上海:上海文汇出版社,1995:245~247]

大医有话说

李彦竹等认为代抵当汤出自王肯堂《证治准绳》,主治蓄血、瘀血等。前列腺癌的患者出现小便点滴不通,伴有小腹及会阴部的坠胀,舌质黯红,苔黄腻,脉弦滑,证属中医癃闭范畴,为瘀热内阻,尿道不畅,治宜行瘀散结,通利水道,方以代抵当汤加减。方中穿山甲、当归、桃仁、大黄、红花、赤芍通瘀散结;滑石、甘草清热利湿;三七、琥珀化瘀止血;公英、白花蛇舌草清热解毒。凌耀星等在方中以白术、茯苓等为主药,以补益脾气。脾运强则胃气生,水湿得以自化。久病心情郁遏,肝失条达,亢奋之气横逆侮脾,使脾土不运,有落井下石之嫌,故方中以轻清灵动之品疏肝理气。同时久病暗耗阴血,瘀血内结,方中配伍紫丹参、红花、穿山甲等活血化瘀散结之品,使得血气流通;又加以半枝莲、白花蛇舌草、白英等清热解毒。全方有明显的抗癌和提高机体免疫功能的作用。

第17章 专属女人的卵巢癌

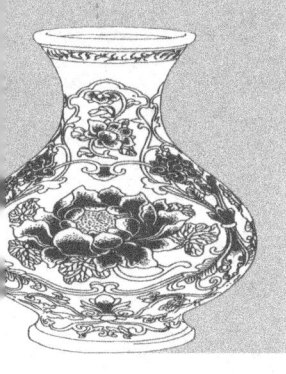

卵巢是人体器官中肿瘤的好发部位，其组织复杂，肿瘤类型繁多，居全身各器官之首，卵巢癌是指发生于卵巢上皮、生殖细胞、性腺间质及非特异性间质的原发性肿瘤，还有来自其他脏器的转移性肿瘤等。卵巢恶性肿瘤在全部卵巢肿瘤中占2%～3%，在女性全部恶性肿瘤中占5%～10%，发病率占女性生殖系统恶性肿瘤的第3位。近30年来卵巢癌的5年生存率一直在30%左右，其死亡率占女性生殖系统恶性肿瘤的第1位，成为严重威胁妇女健康的一大疾病。卵巢癌早期大多无症状，有的可能出现下腹或盆腔的下坠感，以及消化不良、恶心、腹胀及上腹部隐约不适等，常被患者或医生忽视，或误认为是消化道的病变。同时，早期也能出现腹水、下腹包块、腹部膨胀等症状。卵巢癌多为双侧性，腹部的肿块常在短期迅速长大，固定不移。易患卵巢癌的可能危险因素包括年龄、未育、高脂肪饮食、促排卵药物的治疗等。但是如有卵巢癌或乳腺癌家族史，其危险意义比上述因素都重要。本病属于中医的"癥瘕"、"积聚"、"肠覃"等范畴。

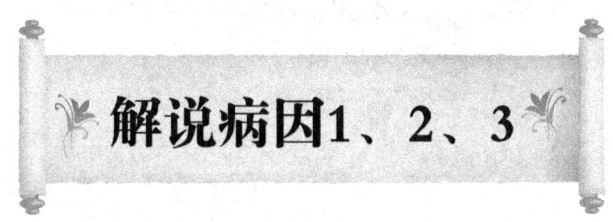

1. 病因

卵巢癌的发病原因不外为内、外之因共同作用。

（1）外因多为六淫不时之气及毒邪内侵。

（2）内因常因情志变化致冲任、脏腑气血功能失调、邪毒内生。

①七情内伤，气机不畅，或邪毒内侵，或久病体虚，肾气不充，均可损伤冲任，致气血失调，血海蓄溢失常，气血搏结而发。

②平素寒湿失节或饮食不调，致脏腑气血功能虚弱，水湿不运，湿邪内生，日久成痰，痰湿搏结于任脉，冲任失调，气机不畅，气血痰湿等结而成癥积。

③饮食不节，湿邪内生，或外感六淫之邪，毒邪入里稽留不去，毒邪与血、气、痰、湿等互结于任脉而成。

④平素脾肾亏虚，又感六淫邪毒，邪毒与血气痰湿等互结于任脉而成癥积；或癥积日久不治，进一步耗伤气血，脏腑失养，脏腑气血功能失调进一步加重，癥积难去。

2. 病机

本病在临床往往表现为虚实两方面，虚以气血亏虚为主，实以气滞血瘀、痰湿凝聚、水湿停滞为主。初期以实为主，病久虚实夹杂，晚期以虚为主。本病病位在卵巢，但与冲任、肝、脾、肾关系密切（图17-1）。

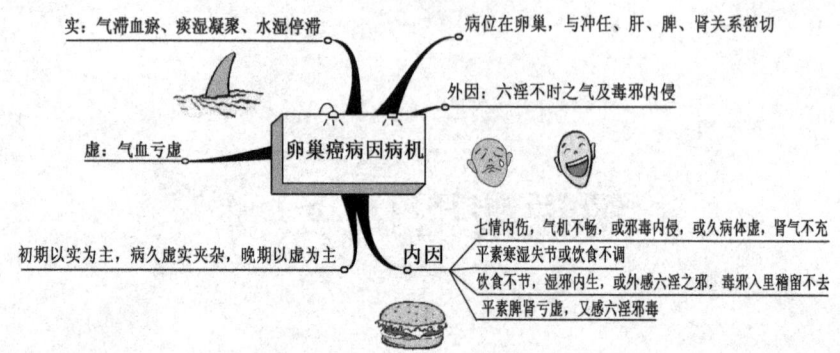

图 17-1　卵巢癌的病因病机

中医治病，先要辨证

1. 气血瘀滞

神疲乏力，面色无华，肌肤甲错，腹部包块，坚硬固定，腹胀腹痛，二便不畅，小便色黄，舌黯紫有瘀点，脉细涩或弦细。治以行气活血，软坚消癥，方以蓬莪术丸加减。

2. 痰湿凝聚

腹胀胃满，时有恶心，面虚浮肿，身倦无力，腹部肿块，皮下结节及压迫症状，舌质黯淡，苔白腻，脉滑。治以健脾利湿，化痰软坚，方以苍附导痰丸加小三棱箭汤加减。

3. 湿热郁毒

神疲困乏，腹胀有块，口干口苦不欲饮，大便干燥，尿黄灼热，阴道不规则出血，舌质，苔黄或黄腻，脉弦数或弦滑。治以清热利湿，解毒散结，方以除湿解毒汤加减。

4. 气血亏虚

消瘦困倦,面苍神淡,心悸气短,乏力,纳呆,口渴不多饮,舌质淡,苔白,脉沉细弱,虚大无根。治以补气养血,滋补肝肾,方以鹿茸卫生丸加减(图17-2)。

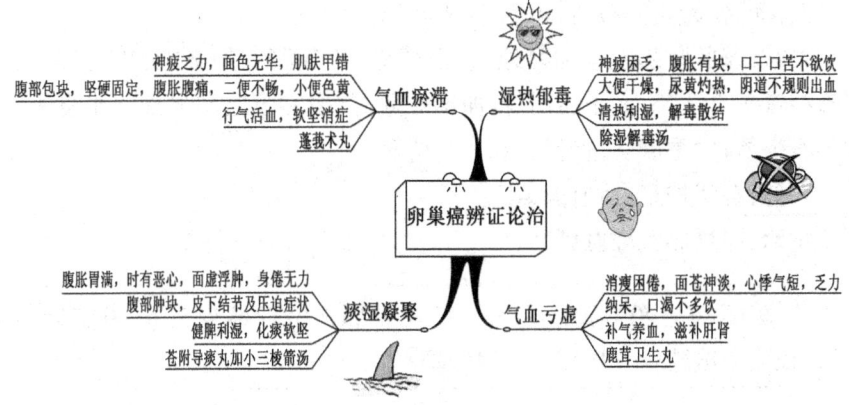

图 17-2 卵巢癌的辨证论治

卵巢癌的大医之法

大医之法一:益气活血化瘀方

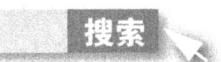

(1)张凤林验方

药物组成:人参 6g,生黄芪 30g,全当归、茯苓、肉苁蓉、菟丝子、蛇莓各 10g,制黄精、半枝莲各 30g,白花蛇舌草 15g,蟾蜍皮、阿胶(烊化)各 10g。

功效:扶正祛邪,活血化瘀。

主治:卵巢癌瘀血阻滞型。

[张凤林,王士勤. 19例卵巢癌术后的中西医结合治疗. 江苏中医药,1993,12:15]

(2)陈捷验方

药物组成:生黄芪30g,太子参30g,炒白术10g,茯苓10g,鸡血藤30g,三棱9g,莪术6g,白花蛇舌草12g,甘草3g。

加减:兼肝肾阴虚者加熟地黄、白芍等;兼气滞者加柴胡、川芎等;兼热毒郁结者减少黄芪、太子参用量,加半枝莲等;恶心呕吐明显加姜半夏等;血尿加石韦等;中重度贫血者加当归、白芍等。

功效:益气扶正,活血散结。

主治:卵巢癌气虚血瘀型。

[陈捷,王小红,陈丽笙,等. 扶正祛邪法治疗卵巢癌27例临床观察. 福建中医药,2011,42(1):14～15]

(3)李万辉验方1

药物组成:熟地、当归、白芍、白术、云苓各10g,川芎、土鳖各6g,生牡蛎、土茯苓各30g,山甲珠、炒鳖甲各12g,商陆、甘草各3g,党参15g。

功效:补气养血,活血化瘀,解毒逐水,软坚散结。

主治:卵巢癌气虚血瘀水停型。

[李万辉,李忠. 卵巢癌的中西医结合诊治. 中国临床医生杂志,2007,35(5):22～24]

(4)李万辉验方2

药物组成:白毛藤、两头尖、当归、生地、熟地各25g,莪术、生大黄、熟大黄、炒白芍、鹿角胶(烊化服)各15g,水蛭虫、虻虫、鼠妇虫各10g,玉米须、牛角各50g。

功效:养血活血,祛瘀攻毒。

主治:卵巢癌血虚血瘀型。

[李万辉,李忠. 卵巢癌的中西医结合诊治. 中国临床医生杂志,2007,35(5):22～24]

大医有话说

张凤林等认为本病属中医学"癥瘕"、"积聚"等证范畴。在肿瘤的治法上,仲景在《伤寒杂病论》中提出扶正祛邪、活血化瘀等法,这在治疗肿瘤方面起着重要的作用。方中人参能大补元气,又能益血生津,为各种虚证之要药;黄芪补益中气,固表止汗,上二药合用有大补元气、养血生津、扶正祛邪的作用。当归辛香而善走,补血而又调气活血;阿胶养阴补血,又善于止血,据资料报道,有加速血液中红细胞和血色素生长的作用。制黄精善调理脾胃虚弱,病后疲倦无力,饮食减少,加之茯苓运脾,增进食欲。菟丝子、肉苁蓉有补肾、补阴、益精之功能。蛇莓、蛇舌草、半枝莲为清热解毒药,有抗癌的作用。蟾蜍皮性味甘辛温有毒,能够解毒开窍,止痛消肿,现代药理研究表明其有抗炎、升高白细胞和抗癌的作用,认为可能与抑制癌细胞糖酵解和细胞呼吸有关。上方组成起到扶正祛邪,激活免疫,兼清余毒的功能,且没有副作用,可长期服用,防治肿瘤复发。在临床治疗中发现本方疗效较为满意,可以延长患者的生存期。陈捷等认为,中晚期卵巢癌患者病情虽然复杂,但仍有共性,即正虚邪实,气虚血瘀。卵巢癌术后化疗后的患者正气已虚,如不加以扶正,复感受邪气,必复发癥瘕,即卵巢癌的复发。故采取以扶正祛邪为大法,自拟益气抑瘤汤取《太平惠民和剂局方》四君子汤之意,益气扶正,配合活血行气、化瘀解毒之药,全方能益气扶正,化瘀解毒。方中重用黄芪、太子参大补元气为君药,使正气足则无"虚",达到"养正积自除"的效果。炒白术、茯苓益气健脾,扶助气血,资助后天;鸡血藤活血补血;三棱、莪术有破血行气,消积止痛之功,既入血分以破血散瘀消癥,又入气分以行气消积止痛,为攻坚破积之要药,以上诸药共为臣药。白花蛇舌草清热解毒为佐药,甘草调和诸药为使药。全方合用,标本兼顾,共奏益气扶正,化瘀解毒之功。通过临床观察,本方对改善近期疗效、降低CA125、改善中医临床症候、改善人体健康状况、预防多药耐药发生等方面取得一定的效果,说明中医扶正祛邪法在治疗卵巢癌方面有一定优势。补气扶正法主要作用为:①改善机体的免疫功能;②改善机体的内分泌功能;③改善机体的代谢功能;④改善机体的消化吸收功能;⑤改善机体的骨髓造血功能。活血化瘀法主要作用为:①改善微循环;②改善血液流变学;③改善局部组织的供氧;④抑菌及抗肿瘤作用。故化疗合中医辨证论治能取得增效减毒的效果。李万辉方中党参、白术、云苓、甘草益气补中,健脾养胃,以资生血之源,固后天之本;熟地、当归、白芍、川芎养血活血,滋养肝肾,壮先天之本;土茯苓清热解毒;商陆逐邪从二便出;土鳖活血逐瘀消积;生牡蛎、山甲珠、炒鳖甲软坚散结以消坚积。诸药合用,补气养血以扶正,化瘀解毒以祛邪。李万辉等常将本方用于卵巢癌中晚期瘀毒内结,血虚的病证。由于妇人经期产后,胞脉空虚,余血未尽,外邪侵袭,凝滞气血,瘀毒内停,日久成积;瘀血不去,则新血不生致血虚,而成本证。方中水蛭虫、虻虫、鼠妇虫、牛角、莪术、熟大黄、当归破血逐瘀,通络止痛,瘀血去则气血畅,经络通,新血生;生大黄荡涤凝瘀败血,引瘀血下行;白毛藤清热解毒,消肿抗癌;玉米须利尿泄热;两头尖消肿;生地清热滋阴;当归、熟地、白芍、鹿角胶滋补肝肾,益精养血。诸药合用,逐瘀攻毒,抑制癌瘤生长以祛邪,益精养血,提高免疫功能而扶正。

大医之法二:散寒化积活血方

搜索

(1)孙秉严验方

药物组成:当归、赤芍、川芎、三棱、莪术、急性子各10～15g,熟地黄15～30g,代赭石30g,炮姜、桂枝各15g,竹茹、蝉蜕各10g,干蛤蟆2个,蜈蚣3～5条,生姜10片,大枣10枚。

功效:散寒化积,驱毒破结。

主治:卵巢癌阳虚瘀阻型。

[高振华.孙秉严治疗卵巢癌经验拾萃.河南中医,2009,29(5):508～509]

(2)老中医验方

药物组成:香附15g,乌药9g,小茴香9g,川楝子9g,橘核9g,荔枝核9g,艾叶9g,茯苓12g,莪术9g,甘草3g,党参6g,黄芪30g,当归9g。

功效:温经散寒,理气散结。

主治:卵巢癌寒凝气结型。

[杨柱星.中华名老中医治癌效方集成.南宁:广西民族出版社,1999:256]

大医有话说

孙老说："卵巢癌病变中出现的小腹部肿物、腰腹疼痛、经带异常等,与肝肾、冲任主生殖功能失常的表现正符合,因此,中医辨治卵巢癌,当从这些脏器本身的病变和它们功能的失常方面考虑。""卵巢癌治疗同样要处理好祛邪与扶正的关系,标本的关系在不同年龄期又有不同,不同年龄期的妇女在扶正方面重点也有侧重。青壮年期,女子生理上以先天肾为本,扶正应以补肾为主,六味地黄汤为基本方;中年期,由于工作和家庭负担都重,且近更年期,性情多急躁,扶正应以疏肝和血为主,逍遥散为基本方;老年期,妇女在生理上以后天脾胃为本,扶正应以补脾为主,以归脾汤为基本方。"诚为有得之言。杨柱星等收集的中华名老中医治癌效方,方中香附入肝经解郁散结;乌药入脾胃肺肾四经,顺气宽肠;荔枝核入肝肾二经,散滞气,辟寒邪,消疝癖肿痛;小茴香入肝肾脾胃四经,祛寒疗疝,健脾开胃;艾叶理气逐寒湿;莪术入肝,行气破血,消积化食;茯苓入心肺脾肾胃诸经,利水渗湿,健脾宁心。在大队辛温药中加入一味苦寒之川楝子,除疏肝解郁,理气止痛外,还可缓解诸药之温燥,防止伤阴之弊。全方共奏温经散寒,理气散结除湿之效。

大医之法三:滋阴益肾方

搜索

(1) 孙光荣验方

药物组成:西洋参 12g,生北芪 12g,紫丹参 10g,制鳖甲 15g,蛇舌草 15g,半枝莲 15g,芡实仁 15g,薏苡仁 15g,大腹皮 12g,炒枳壳 6g,制香附 10g,当归片 10g,车前仁 10g(包煎),赤小豆 10g,生甘草 5g。

功效:健脾益气,利水消胀,调补肝肾,培补真元。

主治:卵巢癌肝肾阴虚型。

[李彦知,杨建宇,张文娟,等.孙光荣教授临证验案举隅.中国中医药现代远程教育,2010,08(5):7~8]

(2) 李明瑞验方

药物组成:生地黄 30g,墨旱莲 30g,女贞子 10g,阿胶 10g,白花蛇舌草

30g,半枝莲 10g,盐知母、盐黄柏各 10g,淫羊藿 10g,干蟾皮 10g,浮小麦 10g,麦冬 30g,丹参 10g,合欢皮 30g。

功效:滋养肝肾。

主治:卵巢癌肝肾阴虚型。

[李明瑞,张毅,孟庆伟,等.中药配合西医疗法综合治疗卵巢癌 48 例.中医杂志,2006,47(2):123~124]

(3)王恩智验方

药物组成:党参 10g,熟地 24g,茯神 10g,山茱萸 15g,山药 10g,丹皮 10g,当归 20g,黄芪 10g,酸枣仁 15g,木香 10g,远志 10g,甘草 6g,莪术 10g。

功效:益气养阴,调和心脾。

主治:卵巢癌阴虚火旺型。

[王恩智,杨柳,等.中医防治宫颈癌、卵巢癌根治术后更年期综合征.甘肃中医学院学报,1993,13(2):17~18]

大医有话说

孙老认为卵巢癌术后证属虚实夹杂,整体属虚,局部属实,虚实夹杂,治宜扶正祛邪相结合。肝肾同源,卵巢癌术后,肝肾亏损,无以灌溉冲任,因此在健脾益气,利水消胀的同时,调补肝肾,培补真元,这样有助于调整机体脏腑、气血、阴阳的平衡,有利于患者元气、正气的恢复,从而提高疗效,提高患者的生活质量,降低复发转移率,提高生存率。李明瑞等在治疗中考虑癌症是慢性消耗性疾病,中老年患者在进入更年期后,肝肾亏损,冲任二脉枯竭,在因卵巢癌切除附件后,卵巢激素骤失,大多数患者很快会出现不同程度的类更年期症状,如情绪抑郁,或烦躁易怒,烘热汗出,心悸失眠,腰膝酸软,不耐疲劳等。采用中药如墨旱莲、生地黄、淫羊藿等补肝益肾;知母、黄柏润燥清热;白花蛇舌草、半枝莲清热解毒抗肿瘤。诸药相配,使肝肾阴虚的症状得以缓解,类更年期症状明显改善,弥补了治疗肿瘤不能用雌激素的不足。王恩智等认为手术乃金刃所伤,阴津损耗,气血大伤,可直接影响到肾,且"胞胎系于命门"、"系命门者通于肾",故根治术后出现肾阴阳两虚,气血失调。放射治疗可耗伤阴液。由于术中出血,加之放疗耗损气血,致气血亏虚,经络瘀阻。因此,治疗时首应大补阴液,重用滋阴养血药物,辅以补气助阳,调气活血,养心安神,调和肝脾等治法,以恢复脏腑功能,调和气血,平衡阴阳,填精补髓,达到治疗的目的。六味地黄丸为肾、肝、脾三阴并补之剂,而以补肾阴为主。方用熟地滋肾填精为主,辅以山茱萸养肝肾而涩精,山药补益脾阴而固精,达三阴并补之功;配伍茯苓淡渗脾湿,助山药益脾;泽泻清泻肾火,防熟地之滋腻;丹皮清泻肝火,以制山萸肉之温燥。诸药合用,补肾兼补脾,补泻兼施,和相济,以成平补之功。归脾汤乃气血双补之剂,具有益气补血,健脾养心之功。方用黄芪、党参补气健脾,当归、龙眼肉养血和营,白术、木香健脾理气,使补而不滞;茯神、远志、枣仁养心安神。诸药合用补益心脾,气旺血充。六味合归脾共施调补气血,滋阴健脾,补肾填精之功,对于术后气血亏耗、肾阴亏耗之更年期综合征尤为适宜。

大医之法四:健脾利湿散结方

陈锐深验方

药物组成:金钱草、瞿麦、白茅根各30g,党参、茯苓各25g,桃仁、赤芍、石韦、海金沙各15g,丹皮、沙牛末(冲服)、田七片各10g。

功效:健脾利湿,活血散结。

主治:卵巢癌湿毒蕴结型。

[陈锐深,黎壮伟.中药治愈卵巢癌术后肾结石1例.辽宁中医杂志,2006,33(10):1254]

大医有话说

陈锐深等认为恶性肿瘤患者术后或放化疗后,常伴有其他病证,如卵巢囊肿、肝囊肿、泌尿系结石等,如按照一般治法治疗,效果常不尽满意。中医认为,若人体正气亏虚,气血津液运行不畅,导致气滞、血瘀、痰凝、毒聚等相互胶结,日久不散,重则成恶性肿瘤,轻则成囊肿、结石之类。然而,世人多认为肿瘤皆是热毒之病症,常采用清热解毒之药治疗,殊不知,若过用寒凉之药,易致脾虚、肾虚或脾肾两虚,脾虚则中气下陷,肾虚则下元不固,因而小便淋漓不尽而成沙石。《丹溪心法》曰:"诸淋所发,皆肾虚膀胱生热也。"因此,治疗恶性肿瘤患者泌尿系结石时,要辨清本虚标实,本虚多以脾肾两虚为主，标实多以气滞、血瘀、湿热为多，治法宜采用标本同治，攻补兼施的方法。若临床表现为邪盛为主，则治法上以祛邪为要，补虚为辅；若表现为正虚为主，则治以扶正为要，祛邪为辅。若纯用攻邪或补虚之法，易使实者更实，虚者更虚，此误治也。不少患者卵巢癌术后，脾气虚弱，肝气郁结，血瘀阻于肾，使水液循行不畅，加之湿热下注，湿热瘀血胶结而成砂石。因此，治疗上应健脾利湿，活血通淋，方中党参、茯苓健脾益气；海金沙、金钱草、石韦清热利湿，利尿通淋；桃仁、赤芍、丹皮、田七片活血导滞，祛瘀止痛，协助砂石的排出；方中妙用沙牛一物又名倒退牛，生活于沙中，曾用大碗装沙，置沙牛于碗中，沙牛会造一漏斗形的小窝，其治疗泌尿系结石作用尤为显著，具有溶石和排石双重作用。如在治疗上能谨守病机，明辨虚实，治疗1周就能收到良好的效果。

第18章 宫颈癌不可怕，早期发现是关键

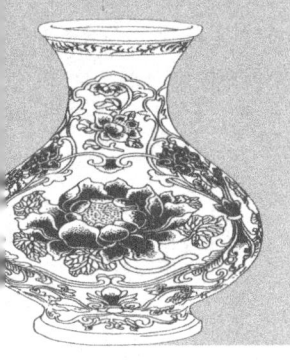

宫颈癌（即子宫颈癌）是女性常见的恶性肿瘤之一，本病发病原因尚不清楚，国内外大量资料证实，早婚、早育、多产及性生活紊乱的妇女有较高的患病率。当宫颈癌的症状出现3个月后就诊者已有2/3为癌症晚期。宫颈癌早期没有任何症状，随着病情进展，患者可出现异常阴道流血。由于年轻妇女处于性活跃期，雌激素水平和性交频率均较高，故更易以性交出血为首发症状。此外，约80%的宫颈癌患者有白带增多的症状。经调查显示，从一般的宫颈癌前病变发展为宫颈癌大约需要10年时间。从这个角度看，宫颈癌并不可怕，它是一种可预防、可治愈的疾病。防治的关键在于：定期进行妇科检查，及时发现和治疗宫颈癌前病变，终止其向宫颈癌的发展。如能落实防治措施，宫颈癌的治愈率很高。本病多属中医"带下"、"崩漏"、"月经不调"、"漏下"、"癥瘕"等范畴。

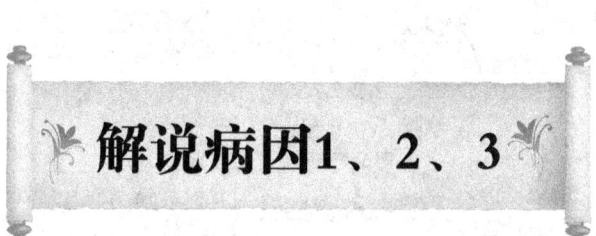

解说病因1、2、3

子宫颈癌的发生多与情志内伤,饮食不节,早婚多产,房劳过度,不洁房事等因素有关,以致肝脾肾功能失调,冲任气血损伤,湿热毒邪瘀结于胞宫,久之血肉腐败而致。临床上常见肝郁气滞、湿毒瘀结、脾肾阳虚、肝肾阴虚。

1. 肝郁气滞

多因情志内伤,忧思郁怒,肝失疏泄,冲任胞脉气血阻滞,肝郁脾虚,脾虚生湿,肝郁化热,湿热下注,湿热瘀阻胞宫,日久而致本病。《外科正宗》云:"妇人阴疮,乃七情郁火,伤损肝脾,湿热下注所致。"

2. 脾肾阳虚

多由久病不愈,或劳倦过度,多产房劳,损伤脾肾,脾肾阳虚,水湿内停,湿浊壅阻胞脉,日久而致本病。

3. 肝肾阴虚

久病失养,年老体弱,或房事不节,早婚多产,以致肝肾阴虚,阴虚热盛,蕴毒内生,损伤冲任胞脉而致本病(图18-1)。

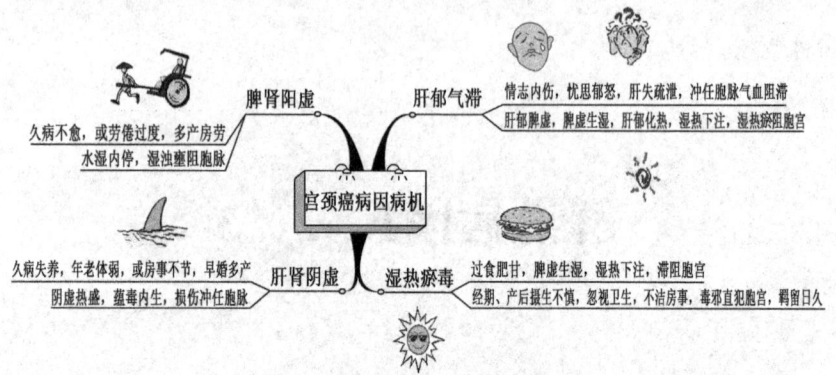

图 18-1 宫颈癌的病因病机

中医治病，先要辨证

1. 肝郁气滞

情志郁闷，心烦易怒，胸胁胀闷，白带增多，或少腹胀痛，舌苔薄白或有瘀点，脉弦。治以疏肝理气，解毒抗癌，方以逍遥散加减。

2. 湿热瘀毒

白带量多，色如米泔或腐污腥臭，腰酸困痛，尿黄便干，舌红苔黄或腻，脉滑数。治以清热解毒，活血化瘀，抗癌，方以八正散化裁。

3. 肝肾阴虚

头晕耳鸣，腰背酸痛，手足心热，病理分泌物量多，舌质红少苔，脉细数或沉细。治以养阴清热，滋补肝肾，方以知柏地黄丸加减。

4. 脾肾阳虚

面目浮肿，全身无力，腰酸背痛，纳食量少大便溏薄，小便清长，四肢不温，舌质淡嫩，苔薄白，脉沉无力。治以健脾益肾，温化水湿，方以桂附八味丸加减。

5. 心脾两虚

阴道出血淋漓不尽,白带量多,质稀色白,心悸怔忡,气短无力,纳呆少食,失眠多梦,舌质淡,苔薄白,有齿痕,脉沉细。治以补益心脾,方以归脾汤加减。

6. 中气下陷

赤白带下,肛门、阴道、少腹下坠,腰酸背痛,纳少神疲,二便不利,舌质淡红,苔薄白,脉沉细无力。治以补中益气,方以补中益气汤加减(图18-2)。

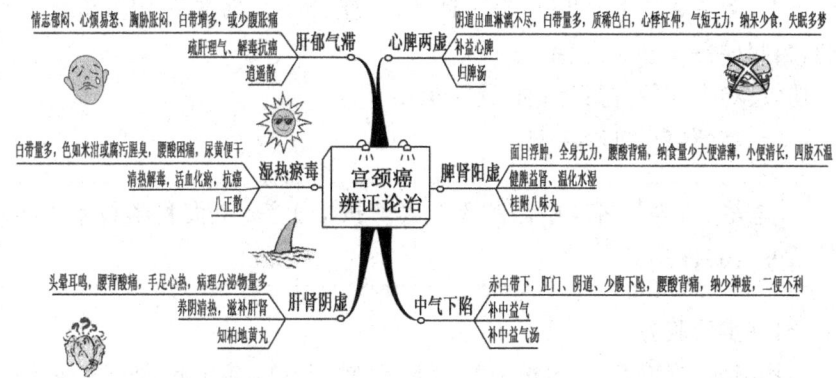

图 18-2　宫颈癌的辨证论治

宫颈癌的大医之法

大医之法一:益气健脾养胃方

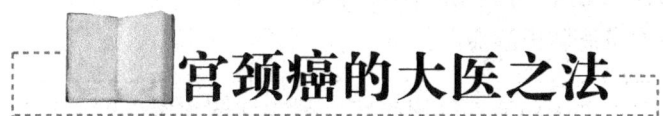

(1)连花敏验方

药物组成:党参 20g,白术、茯苓各 15g,甘草 6g,木香 3g,砂仁、陈皮、生半夏各6g,半枝莲、白花蛇舌草各30g,蜈蚣3条,乌贼骨15g,三七粉6g(冲服)。

功效:健脾养胃,抗癌止痛。

主治:宫颈癌脾胃虚弱型。

[连花敏,韩冠先.香砂六君子汤加味治疗晚期宫颈癌的疗效观察.辽宁中医杂志,2003,30(11):915]

(2)湛运甫验方

药物组成:Ⅰ方,药用制半夏、广陈皮各12g,云茯苓、焦白术、炒枳壳各15g,藿香、佩兰各10g。Ⅱ方,药用桂枝、丹皮、桃仁、莪术各10g,茯苓15g,赤芍、当归尾各12g。

功效:和中养胃,温经活血,化瘀消癥。

主治:宫颈癌胃气败坏型。

[李济仁,等.名老中医肿瘤验案辑按.上海:上海科学技术出版社,1990:364~365]

(3)许步仙验方

药物组成:当归身10g,杭白芍10g,黄芪15g,山药15g,茯苓15g,阿胶10g(烊化),炒五灵脂12g,蜀羊泉30g,鳖甲胶10g(烊化),丹参10g,昆布10g,海藻10g,槐花炭10g,椿根皮15g。

功效:益气健脾,清热化湿,破瘀消癥。

主治:卵巢癌脾虚湿滞型。

[许戈.许步仙治疗肿瘤验案3则.江苏中医,1996,17(1):23~24]

(4)田卫中验方

药物组成:乌梅30g,人参10g,蜀椒10g,黄连6g,当归15g,附子10g,桂枝10g,山药30g,白术30g,干姜10g,赤石脂15g,槐花10g。

功效:温补脾肾,化湿止泻。

主治:宫颈癌放疗后泄泻。

[田卫中,胡旭陇.乌梅丸治疗宫颈癌放疗后引起的泄泻.医学理论与实践,2004,17(1):63～64]

大医有话说

连花敏等从临床来看,晚期患者多以不能饮食为主候,胃气衰败,邪气盛为主证。如此扶正则恐助邪势,攻邪则伤正气,故用香砂六君子汤健脾养正;加半枝莲、白花蛇舌草、蜈蚣等以祛邪抗癌,并随证调整扶正与祛邪药物的用量比例,效果比较理想。同时,笔者也觉察到,体外实验有抗癌作用的中药叠加在一起,用在患者身上多数情况下达不到治疗目的,在辨证的基础上酌加具有抗癌活性的中药,才能达到最好的效果。湛运甫遵《内经》:"任脉为病,女子带下瘕聚。"在治疗上先本着"有胃气则生,无胃气则死"的原则,从和中养胃着手,扶正祛邪,稳定病情,后见其食欲已兴,精神渐振,则改以活血化瘀,缓消癥块之法,仿桂枝茯苓丸加减,以达瘀止血的目的。当出血已止时,又去活血药物,增加调和气血等药物,以尽全功。许老对于本病的治疗,根据《内经》"坚者削之,结者散之,留者攻之,滞者导之"的原则,应以攻邪为治。许老认为癌症又有内虚的一面,如《医宗必读》有"积之成也,正气不足,而后邪气踞之"。故癌症的发生、发展都是一个正虚邪实的过程,因此扶正也是一个主要方面。因此,本案中用当归、白芍、山药、茯苓、黄芪调补脾胃;鳖甲胶、阿胶增加抗体,提高免疫功能,达到扶正祛邪目的;蜀羊泉、椿根皮败毒清热,祛湿抗癌;昆布、海藻软坚散结;炒五灵脂活血止血;槐花炭偏重止血。现在许老常用此方增减,治疗宫颈炎、宫颈息肉、宫颈糜烂、阴部白斑等症,也取得了较好的疗效。宫颈癌放疗后泄泻病由放射损伤引起,凡直肠受到照射后,出现恶心、腹痛、腹泻、腹胀、里急后重,血便症状,通常用足量的抗生素和其他对症治疗性药物,但疗效欠佳,而温补脾肾,止泻中药治疗效果明显优于西药。子宫颈癌患者病机寒热错杂,正气虚弱,田卫中等在治疗上采用乌梅丸加味取得满意疗效。方中重用乌梅、赤石脂敛肠止泻;人参、山药、白术健脾益气,止泻并扶正;当归补气血和阴气;槐花、黄连清肠道湿热以止血;久泻则脾肾阳虚,故用附子、桂枝、蜀椒、干姜温肾助阳。诸药合用共奏健脾益气补肾,利湿止泻之功效。

大医之法二：解毒散结止痛方

搜索

(1)胡新全验方

药物组成：生白芍50～60g，白花蛇舌草30～50g，生半夏10g，淫羊藿20g，细辛15g，蜈蚣3条(研末冲服)，甘草10g，鸡内金10g。服药后需卧床并用麦麸30g配冰片10g(铁锅熨热后纱布包)热敷疼痛部位约20分钟。

功效：解毒散结化痰。

主治：宫颈癌痰毒互结型。

[胡新全，苏德易，孟天宁．加味芍药甘草汤治疗癌症疼痛32例．甘肃中医，1997，10(3)：28]

(2)张征验方

药物组成：Ⅰ方，药用金银花、生地、穿心莲、紫花地丁各15g，丹皮、赤芍、山豆根各10g，紫丹参、蒲公英、生薏苡仁、败酱草各30g。Ⅱ方，药用珍珠3g，阿胶、莪术、椿皮、元胡、元明粉、生地榆、棕榈炭各30g，雄黄、朱砂、苏木、西红花各10g，干姜、没药、黑荆芥各15g，紫丹参90g，穿心莲、益母草各60g。外用方，药用乳香、没药、银粉、血竭花各5g，冰片1.5g，蟾酥1g，轻粉、珍珠各3g，蛇床子10g。

功效：清热解毒，活血化瘀，凉血止血。

主治：宫颈癌湿毒下注型。

[李济仁，等．名老中医肿瘤验案辑按．上海：上海科学技术出版社，1990：365～366]

大医有话说

胡新全等在临床治疗中认为癌症属祖国医学"癥块"、"癥瘕"、"积聚"之类，是由于瘀血、顽痰、湿浊阻于肌肤脏腑积聚成毒所致，故中医治疗应以解毒散结化痰为法。芍药甘草汤出自张仲景《伤寒论》，为治脚挛急之方。芍药、甘草(炙)各四两(相当于今四钱)水煎服。遵本方之意，仍取芍药酸苦养阴活血之功，但需加量重用；甘草补中缓急止痛，且白芍量为甘草量的5至6倍，二味相配酸甘化阴，阴复而筋脉得养，则痉挛拘急自解。现代生理研究此二味药相合使用能明显抑制副交感神经兴奋，并解除平滑肌痉挛而止痛。方中半夏温而消痞散结豁痰，生用以毒攻毒而治寒痰积聚。细辛破痰治百节拘挛，风湿痹痛、死肌、利九窍而有镇痛之功。蜈蚣取虫之走窜而解毒散结，通络止痛，生用以毒攻毒去恶血。淫羊藿归十二经，宣通五脏，去腹内冷滞、心膈痰水、久积癥瘕而通络止痛。鸡内金消导积滞散瘀通经，张锡纯云其无论脏腑何处有积，内金皆能消之。白花蛇舌草解毒利湿抗癌。外用冰片热敷以增强局部药效。全方诸药合用以达解毒散结，祛痰抗癌止痛之功，寒热相济，性味平和，不伤胃气，经济实用，易于配制，无任何毒副作用，实为癌症止痛的有效方药，值得临床进一步探讨。张老在分析本证型时认为：此病乃热毒瘀结胞宫，迫血妄行，则崩漏不止，逼液外出，则带下不断，耗伤气血，则形瘦面白，脉象细涩，乃虚瘀夹杂之证。本证虽然可见虚实夹杂之证，但是以热毒瘀积之邪实为主，故治以祛邪为主，内外合治。故内服方用金银花、穿心莲、山豆根、紫花地丁、蒲公英、败酱草等清热解毒，紫丹参、红花、莪术、元胡、雄黄、苏木、益母草活血化瘀，生地、赤芍、丹皮、地榆、棕榈炭、阿胶等凉血止血。外用方以解毒消肿之剂研末外敷，内外并治，故获效焉。

大医之法三：清热利湿方

搜索

(1)谷铭三验方

药物组成：黄芪50g，当归15g，薏米仁40g，半枝莲20g，墓回头20g，莪术25g，焦山楂20g，贯众炭20g，茯苓15g，冬葵子15g，三七粉2g（冲服）。

功效：益气养血，清热化湿，解毒散结，化瘀止血。

主治：宫颈癌阴道出血型。

[谷言芳，等．谷铭三治疗肿瘤经验集．上海：上海科学技术出版社，2002：61]

(2)许国华验方

药物组成：猪苓、滑石、阿胶、连翘各12g，土茯苓、蒲公英、贯众、生黄芪各15g，泽泻、苍术、当归、杭白芍各10g，黄柏6g，生首乌18g。

功效:清热利湿,解毒消肿,益气养血,扶正祛邪。

主治:宫颈癌湿热毒盛型。

[李济仁,等.名老中医肿瘤验案辑按.上海:上海科学技术出版社,1990:354~355]

大医有话说

此类宫颈癌伴阴道出血的患者大多为晚期患者,谷老认为此病病机由于毒邪凝结胞宫门户,腐蚀溃败,损伤冲任脉络,湿毒化热下注所致。故带下恶臭,淋漓不断伴有阴道流血。五内皆虚则卧床不起。治以益气养血,清热利湿,解毒散结,化瘀止血。方中黄芪、当归益气养血以补五内。薏米仁、冬葵子、茯苓清热利湿。伍以半枝莲、莪术、墓回头等解毒散结。焦山楂、三七粉活血化瘀止血。经过较长时间的调治,缓解了患者的临床症状,减轻患者的痛苦。许国华在方中用猪苓、茯苓、二妙丸、泽泻、滑石、贯众等清利胞宫湿热,阿胶、杭白芍滋阴养血,当归、生黄芪补气血,连翘、蒲公英、生首乌解毒消肿。方药对证,故能取得满意疗效。

大医之法四:疏肝化痰散结方

搜索

(1)老中医验方1

药物组成:生南星60g,生半夏30g,山豆根15g,蜈蚣10条,明矾30g。

用法:共研极细末,过0.08mm筛,分成20份,每次取1份用棉团蘸满药末,纳入病变部位,每日早、晚各换药1次。可在棉球上系一细线,以便于取出。

功效:疏肝健脾,利水解毒。

主治:宫颈癌水毒互结型。

[杨柱星.中华名老中医治癌效方集成.南宁:广西民族出版社,1999:233~234]

(2)老中医验方 2

药物组成:蜈蚣 3 条,全蝎 6g,昆布 24g,海藻 24g,当归 24g,续断 24g,半枝莲 24g,白花蛇舌草 24g,白芍 15g,香附 15g,茯苓 15g,柴胡 9g。

功效:疏肝理气,化痰散结。

主治:宫颈癌。

[杨柱星.中华名老中医治癌效方集成.南宁:广西民族出版社,1999:237]

大医有话说

第一个方中南星苦温燥烈,入肝经,半夏味辛性温,入脾经,二药相伍,活血消肿,消痰散结,解毒之力更雄;山豆根味苦性寒,与半夏、南星相伍,温寒并用,解毒化瘀;明矾收敛止血,解毒杀虫;蜈蚣攻毒散结。诸药合用共奏散结、收敛止血,解温毒之功。第二个方中蜈蚣、全蝎、昆布、海藻、半枝莲、白花蛇舌草是治疗癌症的主要药物,可以清热利湿,活血化瘀,六药合用,相得益彰,缺之一二,病易反复;当归、白芍、茯苓、续断扶正祛邪;香附、柴胡疏肝理气;在治疗过程中予以适当加减,辨证治疗可以消除症状。

第19章 攻击恶性淋巴瘤，中医名方显神通

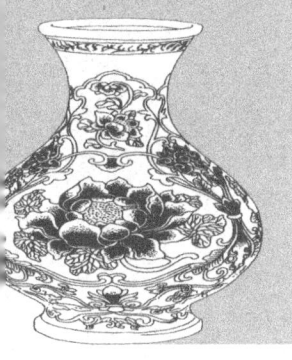

淋巴瘤起源于淋巴结和淋巴组织，其发生大多与免疫应答过程中淋巴细胞增殖分化产生的某种免疫细胞恶变有关，是免疫系统的恶性肿瘤。按组织病理学改变，淋巴瘤可分为霍奇金淋巴瘤（HL）和非霍奇金淋巴瘤（NHL）两大类。淋巴瘤最初表现多为无症状的浅表淋巴结肿大。60%~80%的HL患者和30%~40%的NHL患者可首先出现颈部淋巴结肿大。20%~35%的NHL的原发病灶为淋巴结以外的器官组织，如扁桃体、舌根、鼻咽、胃肠道、纵隔障、肝、脾、骨及皮肤等。淋巴瘤以原发于咽环系统淋巴的为多见，并因所受侵的脏器或系统而出现相应的一系列症状。晚期淋巴瘤患者常伴有全身症状，在一定程度上也反映了机体免疫功能减退、病情恶化及预后恶劣。恶性淋巴瘤属于中医"恶核"、"失荣"、"石疽"等范畴。

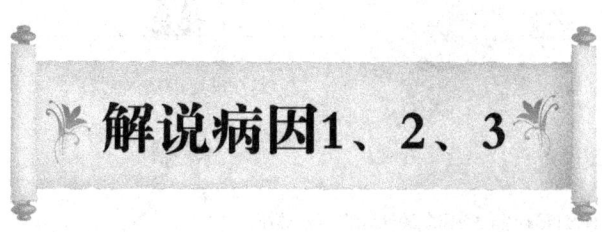

解说病因1、2、3

《医宗金鉴》所述石疽为"生于颈项两旁,形如桃李,皮色如常,坚硬如石,初小渐大,难消难溃,既溃难敛,疲顽之症也"。中医认为"忧怒郁闷,昕夕积累,脾气消阻,肝气横逆,遂成隐核";"忧郁伤肝,思虑伤脾,积想伤心,所愿不得志者,致经络痞涩,聚结成核",可见其致病与五脏皆相关,情志不节所致。

其基本病理为本虚标实,致邪毒内陷,津液输布失常,痰浊内蕴,阻闭经络则气血涩滞,痰瘀互结,渐积肿核。因此,痰瘀互结积聚是恶性淋巴瘤的重要发病机制。然脾肾为生痰之源,如《景岳全书·杂证谟》云:"五脏之病,虽俱能生痰,然无不由乎脾肾。盖脾主湿,湿动则为痰;肾主水,水泛亦为痰。故痰之化无不在脾,而痰之本无不在肾。"又如《医贯·卷四》云:"盖痰者病名也,原非人身之所有。非水泛为痰,则水沸为痰。"指出肾虚水泛为痰;阴虚火动,则水沸腾动于肾肝者,犹雷火之出于地,疾风暴雨,水随波涌而为痰。以上为痰之本也。

此外,祖国医学还强调本病与正虚荣亏的关系,如《阴疽治法篇》所说:"夫色之不明而散漫者,乃气血两虚也,患之不痛而平塌者,毒痰凝结也。"强调了本病的气血两虚因素。现代医学认为本病与病毒感染有关,动物实验已找到C型RNA病毒,但病毒生物只是一个促癌因素,必须在有一定的生癌条件的机体上才能成癌。即必须在有家族聚集、遗传和免疫缺陷等"内虚"情况下才能发生癌症,此即癌病病因病机学说的内因论观点(图19-1)。

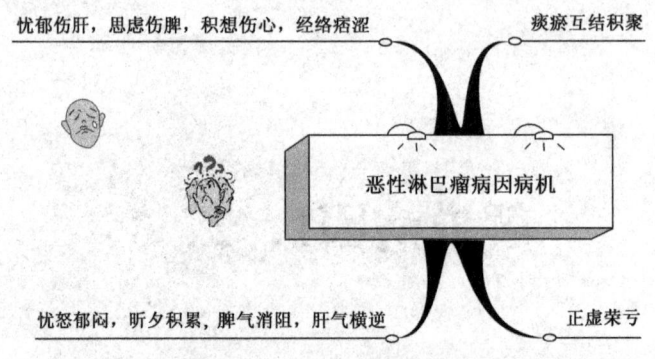

图 19-1　恶性淋巴瘤的病因病机

中医治病，先要辨证

1. 阳虚痰湿

颈项、腹股沟淋巴结肿大，或分散或结聚成块，质硬，无痛，头面部或双下肢水肿，舌淡边有齿痕、苔白，脉沉迟而细。治以温阳化痰，利水祛湿，方以黄芪防己汤或真武汤加减。

2. 毒瘀互结

身体各部皮下硬结，无痛，质硬，活动性差，伴见形体消瘦，面色黧黑，皮肤枯黄，舌质暗红、苔多厚腻乏津，脉弦涩。治以活血化瘀，解毒散结，方以和营软坚丸加减。

3. 气滞痰凝

胸闷不舒、两胁作胀，颈腋及腹股沟淋巴结肿块累累，脘腹结瘤，皮下硬结，消瘦乏力，舌质淡红、苔白，脉弦滑。治以舒肝解郁，化痰散结，方以逍遥散加减。

4. 血燥风热

颈项部皮下淋巴结肿硬，红斑，皮肤瘙痒，伴见口咽干燥，恶寒发热，大便燥结,小便黄短,舌质红、苔黄,脉细弦。治以养血润燥,清热疏风,方以防风通圣散加减。

5. 肝肾阴虚

浅表部位淋巴结肿大,临床伴见午后潮热,五心烦热,盗汗,腰膝酸软,倦怠乏力,形体消瘦,舌质暗红、苔少,脉细数。治以滋补肝肾,解毒散结,方以六味地黄丸加减(图19-2)。

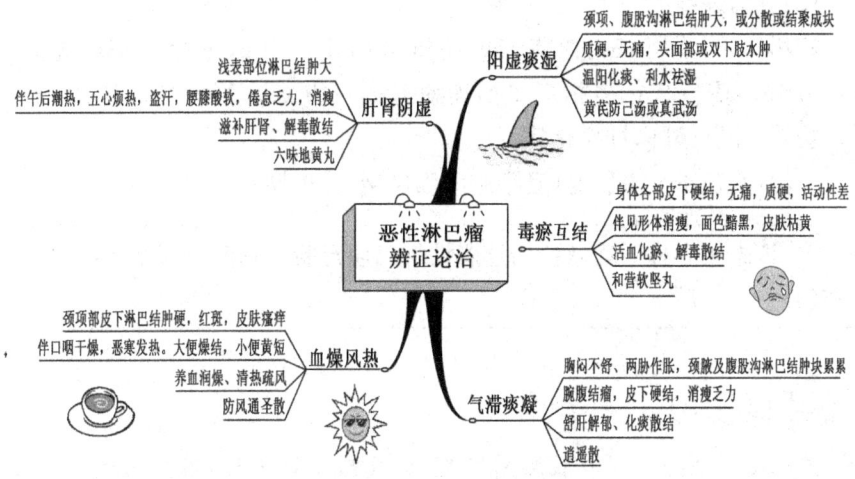

图19-2 恶性淋巴瘤的辨证论治

恶性淋巴瘤的大医之法

大医之法一:化痰散结方

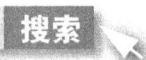

(1)吴正翔验方

药物组成:太子参20g,丹参12g,茵陈12g,焦山楂12g,小蓟草25g,茯苓 15g,炒白术 15g,炒白芍 12g,桃仁 12g,制半夏 12g,全蝎粉 2g,生苡仁 25g,淮山药 20g,炙龟甲 15g,蛇六谷 12g(包煎),生地黄 12g,山萸肉 12g,墓头回 15g,山豆根 5g,石见穿 20g,大枣 7 枚。

功效:健脾化痰,软坚消积。

主治:霍奇金淋巴瘤。

[吴正翔,吴昆仑,张晓天. 恶性淋巴瘤的中医药辨治经验. 上海中医药大学学报,2009,23(4):1~3]

(2)林丽珠验方

药物组成:柴胡 15g,白芍 15g,昆布 15g,桃仁 10g,生牡蛎 30g(先煎),浙贝母 15g,茯苓 25g,夏枯草 20g,连翘 15g,花粉 15g,莪术 15g,甘草 6g。

功效:疏肝健脾,祛瘀化痰。

主治:非霍奇金淋巴瘤(套细胞淋巴瘤型,ⅡA 期)。

[肖志伟. 林丽珠教授治疗恶性淋巴瘤经验. 湖南中医杂志,2010,26(3):46~47]

大医有话说

吴正翔等认为本病以脏腑功能失调,气虚水湿失运,凝聚为痰,气滞血瘀为其根本;病久痰毒恶核聚积,日久而见痰核累累为征。在治疗上应以益气消积化瘀为总则。方中蛇六谷为君药,味辛、苦,性寒,能化痰消积,清热解毒散结,化瘀止痛,其针对恶性肿瘤形成的热毒、痰凝、气滞、血瘀等原因,从源头遏制恶性肿瘤的发生发展。太子参为臣药,味甘、微苦,性平,既能益气健脾,又可养阴生津,且药力平和,是一味清补之品,很适合肿瘤患者气阴两虚、脾虚体倦、自汗口渴等症。白术、薏苡仁、龟甲、墓头回、石见穿为佐药,进一步协助君臣药扶正祛邪,共同增强君药清热解毒、化瘀散结作用。诸药合用,共奏益气消积化瘀之功,通过调节人体代谢内环境失衡,纠正脏腑功能失调,即"内虚";调动人体自身的免疫系统直接或间接地祛除邪毒,以起到治疗恶性淋巴瘤,延长患者生存期,提高生存质量的目的。经临床验证,对于化疗疗效不佳的恶性淋巴瘤患者,加用本方治疗尤为适宜。林丽珠教授认为套细胞淋巴瘤是一种具有特征性的免疫表型和独特自然病史的B细胞淋巴瘤,既具有中/高度恶性淋巴瘤的侵袭性自然史,又有低度恶性淋巴瘤对化疗的耐药性,常在1年内进展,预后与国际预后指数(IPI)有关,完全缓解率(CR)为51.8%,总生存期(OS)为3～5年,且5年总生存率低于30%。治疗当遵《内经》中"坚者削之"、"结者散之"、"虚者补之"之旨。本例恶核患者为邪实正虚,虚实夹杂,气郁痰瘀。治疗以疏肝健脾,祛瘀化痰为法,方中以茯苓益气健脾;柴胡、白芍舒达肝气;昆布、生牡蛎、浙贝、夏枯草除痰散结;桃仁、莪术活血化瘀;辅以花粉、连翘解毒润燥化痰。全方攻补兼施,痰瘀并治。经中医辨证施治后,患者生存至今已5年余,未见复发,提高了带瘤生存质量,并延长了其生存期。

大医之法二:养阴清热方

搜索

(1) 周仲瑛验方

药物组成:柴胡10g,前胡10g,黄连3g,乌梅10g,青蒿20g(后下),白薇15g,炒黄芩10g,法半夏10g,太子参10g,大麦冬10g,知母10g,牡丹皮10g,鳖甲15g(先煎),大生地12g,鸭跖草15g,地骨皮10g,漏芦15g,龙葵20g,炒六曲10g,夏枯草10g,川芎10g,白残花5g,芦根15g。

功效:养阴透热,和解枢机。

主治:恶性淋巴瘤伴高热。

[皇玲玲,郭立中,等.周仲瑛教授运用复方大方治疗癌性发热.光明中医,2009,24(2):231]

(2) 黄伟毅验方

药物组成:柴胡、法半夏、生甘草、党参、黄芩、金银花、连翘、青蒿、鳖甲、生姜、大枣。

功效:和解少阳,养阴清热。

主治:非霍奇金淋巴瘤。

[黄伟毅,邓伟民,黄小让.小柴胡汤加减治疗恶性淋巴瘤1例.中医杂志,2005,16(5):392]

大医有话说

发热是癌症常见症状,有感染性发热与非感染性发热之分。前者主要是患者并发各种细菌、病毒、真菌等病原微生物的感染所致;后者主要为肿瘤的发病过程中肿瘤组织迅速破坏、溶解,释放出大量炎症介质或毒性产物等引起的发热;尚有部分为化疗药物(如平阳霉素、左旋门冬酰胺酶、干扰素、白细胞介素、粒细胞集落刺激因子等)及放射治疗所致。癌症发热属中医学"内伤发热"范畴,分为虚实二端。虚者多由邪羁日久,耗气伤阴,脏腑虚衰,功能失调;实者多为气滞血瘀,痰凝湿聚,蕴结化火,毒火不得宣泄透达,致使正邪相争,阴阳失衡而发热。周老在临床中总结出中医辨证有"五性",在这个病案当中则体现了隐伏性这一特征,患者津气损伤的临床表现并不显著,但根据热邪易耗气伤津,且癌症多毒,日久正气暗耗,阴液枯竭,隐藏着气阴两伤这一病机。湿热阻滞中焦,所以脾胃受损,纳谷不佳。针对病机的复杂性,以小柴胡汤、柴前梅连散合青蒿鳖甲汤复方大法治之。小柴胡汤和解枢机,透邪于外,现代药理提示其有退热功用。青蒿鳖甲汤清透阴分伏热。方中之前胡、乌梅两味合柴胡、黄连为柴前梅连散。此方源于《杨氏家藏方》,原名前胡散,明代吴昆言其能治"风劳骨蒸,柴胡解不表不里之风,胡连清入肌附骨之热,前胡主脾肺表里之邪;酸能入骨,则乌梅之用,亦可以收敛骨蒸"。此处用之,一以加强清热透邪之功,一取《温病条辨》连梅煎意,合麦冬等以养阴护胃。其中青蒿重用后下,再加大剂鸭跖草又为治疗湿热稽留所致发热的验药,以太子参、大麦冬、芦根益气养阴,生津助液,诸药均甘而不腻,存阴而无助湿恋邪之弊。如此祛邪扶正两全,并行不悖,方能效验。除此治疗发热之法之外,周老在临床中还从以下几个方面予以施治:清热解毒,泻火通便;清热利湿,宣通气机;活血化瘀,通经泻热;益气补中,甘温除热;育阴退热,泻火除蒸。黄伟毅等所治疗的本例病例中,患者入院时寒战、高热、腹水导致腹胀、食欲差、精神差等症状符合小柴胡汤"往来寒热,胸胁苦满,默默不欲饮食"之少阳证表现,本方之柴胡为少阳专药,轻清升散,疏邪透表为君药。黄芩寒,善清少阳相火,故为臣,配合柴胡,一散一清,共解少阳之邪。半夏和胃降逆,散结消痞,为佐药以助君臣药攻邪之用。党参、甘草为佐,生姜、大枣为使益胃气,金银花、连翘清热解毒,青蒿、鳖甲退虚热而软坚散结,全方生津液,和营卫,既扶正以助祛邪,又实里而防邪入。如此配合,以祛邪为主,兼顾正气以少阳为主,兼和胃气,故可使"上焦得通,津液得下,胃气因和,身载然汗出而解"(《伤寒论》)。结果发热得到控制,肿大之淋巴结缩小,腹水消除,其他症状逐渐缓解,获得较好的疗效。

大医之法三:行气活血散结方

搜索

任玉让验方

药物组成:乳香10g,没药10g,海藻10g,昆布10g,贝母10g,瓜蒌10g,当归10g,陈皮10g,云苓10g,厚朴10g,白术10g,鸡内金10g,砂仁10g,焦三仙各10g,白花蛇舌草15g,大青叶10g,公英10g。

功效:行气活血通络,化痰散结解毒。

主治:恶性淋巴瘤瘀毒内阻型。

[任玉让. 中药治疗恶性淋巴瘤31例临床观察. 河南中医药学刊,1996,11(4):36~37]

大医有话说

本病的成因多为肝郁日久,气郁化火,火毒灼津成痰,痰毒瘀血搏结而成;或因脾气素亏,运化失司,水湿不运,凝聚为痰,日久痰毒郁结于里所致。根据痰毒停留不同位置而临床表现不同。对于本病的治疗,任玉让认为当以行气活血解毒,化痰散结通络为主,根据患者的临床表现而随症加减治疗。方中用海藻、昆布、瓜蒌、贝母以化痰散结,陈皮行气化痰,乳香、没药、当归以活血祛瘀,大青叶、公英清热解毒。诸药合用,可使顽疾缓解,寿命延长。

大医之法四:温阳散寒方

搜索

赵维验方

药物组成:熟地10g,鹿角片10g,白芥子15g,干漆10g,灵脂10g,麻黄3g,附子3g,鳖甲20g(先煎),皂刺30g,甘草10g,当归20g,丹参20g。

功效:温阳散寒,行气活血,软坚散结。
主治:恶性淋巴瘤寒痰凝滞型。

[赵维.恶性淋巴瘤中药治验一则.天津中医,1996,13(1):37]

大医有话说

　　本病多属中医阴疽范畴,病因多由内外因相合而致。由于精神因素的损伤,而诱发气郁气滞,继而生痰化火,气血互相凝聚,而形成局部的淋巴结肿大。而内在的脏气不足(阳虚气血亏虚等)导致人体正气不足,固有的免疫功能降低,故无力抵御外邪,使外来的致病因子——阴毒寒凝之邪,得以乘虚而入。清代王洪绪说:"阴疽为腠理寒痰凝滞",又曰:"阴疽色之不明,而散漫,乃气血两虚,恶痰寒凝甚结,毒根最深。"该例患者之病症,赵维认为其属阴证,为寒痰凝滞所致。从其发病的病位、病程、转归,以及肤色、肿块的特点,全身症状等来看,均具有阴证的特性。故在治则上,应以温化寒痰,兼以活血软坚为大法,方拟阳和汤加减,服药数日,疗效不著。而患者的病情常随情志变化而反复加重。《类证治裁》有"痰核专由肝胆经气郁、痰结、毒根深固"。由此深得启发,认识到本病还与毒结肝胆,经气郁结有关,又据足少阳胆经起于"目锐眦……其直者从缺盆下腋循胸过季肋……其主病腋下肿"等,故而在证治相符基础上,又加入清热凉血,解毒散结之品,如公英、地丁、丹皮、赤芍,以及疏肝胆之气郁并载药上行,直达病所之柴胡、青皮,诸药相合,疗效显著。

大医之法五:健脾益肾方

刘嘉湘验方

药物组成:生黄芪30g,北沙参15g,天冬15g,生熟地各24g,山茱萸12g,夏枯草12g,海藻12g,石见穿30g,炙山甲12g,鳖甲12g(先煎),蛇六谷30g,酸枣仁12g,瓜蒌皮15g,生牡蛎30g(先煎),肉苁蓉15g,女贞子12g,仙灵脾15g,菟丝子15g,鸡内金12g。

功效:健脾益肾,软坚化痰,清热解毒。
主治:纵隔非霍奇金氏恶性淋巴瘤(大B细胞型)。

[李春杰. 刘嘉湘治疗恶性淋巴瘤验案一则. 江苏中医药,2005,26(5):33]

大医有话说

刘嘉湘认为本病以脾肾亏虚为发病之本,以痰毒瘀结为发病之标,病理因素可以归结为"虚、痰、毒、瘀",以虚为本,以痰毒为重,若瘀结,则病已深重。故治疗上刘师始终立足于扶助正气,以健脾温肾为根本之法,以化痰解毒为辅佐之术,坚持以辨证论治为原则,随症加减,灵活化裁,这是取得疗效的根本所在。此外,在治疗此类痰瘀积聚之证时,刘师擅长使用蛇六谷,且用量较大,此乃化痰软坚之要药,具有化痰散结,行瘀消肿之功,为治痰瘀胶结病证的必用之品。本例患者发病即为脾肾两亏之症,故治疗上以益肾健脾,软坚化痰,清热解毒为法,重用生黄芪益气健脾,托毒外出;继予北沙参、天冬和地黄、山茱萸、鳖甲等滋养肺肾之阴;辅以仙灵脾、肉苁蓉和菟丝子等温补肾阳,既能充养先天以助脾气,又能阳中求阴以资肾阴;再以夏枯草、海藻、蛇六谷化痰软坚;穿山甲、石见穿等化瘀解毒。全方扶正祛邪,寒温并举。

第20章 对付急性白血病,名医有名方

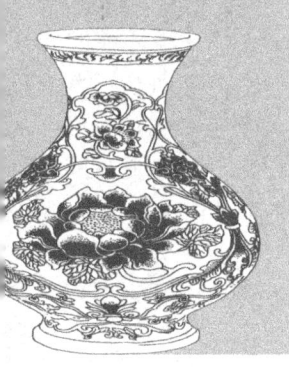

白血病是骨髓造血干细胞克隆性增生形成的造血系统恶性肿瘤。其克隆中的白血病细胞失去进一步分化成熟的能力,停滞在细胞发育的某一阶段,而且凋亡受抑,在骨髓和其他造血组织中白血病细胞大量增生积聚,抑制正常造血,并浸润其他器官和组织,出现感染、贫血、出血、肝、脾和淋巴结肿大等临床表现。

白血病的治疗已从传统的化疗发展到诱导分化治疗、免疫治疗、造血干细胞移植治疗和基因治疗等,极大提高了患者的无病生存时间,使预后得到改善。中药三氧化二砷注射液诱导细胞分化和凋亡,对初治以及对全反式维A酸耐药和无效的难治和复发急性早幼粒细胞白血病有良效,为白血病的治疗开辟了新途径,是中医药对世界医学的重大贡献。急性白血病属于中医学"热劳"、"急劳"、"虚劳"、"血证"、"癥积"等范畴。

解说病因1、2、3

中医学认为本病的发生乃禀赋薄弱、情志失调、五劳损伤,致机体正气亏虚、气血阴阳不足,脏腑经络失调,遂遭热毒之邪、药食之毒侵袭,内攻骨髓,发为本病。父母体虚,或胎中失养而先天禀赋薄弱,肾精匮乏,阴阳失调;烦劳过度、房劳不节,伤及脾肾,则邪毒乘虚入侵;感受热毒之邪、药食之毒,侵及血液,深伏骨髓,耗伤气血阴精,则出现体倦乏力、面色无华、形体渐瘦等症;热毒内蕴,正不胜邪,渐至热毒炽盛,则高热不退,或反复发热;热毒波及血脉,迫血妄行,血溢脉外,则致衄血紫斑;忧思郁怒等情志失调,肝失疏泄,气机不畅,或肝脾不和,脾失健运,痰湿内生,致气滞血瘀、痰凝互结,则热毒兼夹瘀、痰,或阻滞肢节经脉,发生痹阻疼痛,留着胁下、腹中或留滞经络则发生积聚、痞块、痰核等局部病症。

本病发展变化快,正邪相争激烈,因虚受邪而致病,邪以热毒为主,兼夹痰瘀,疾病初期以邪实为主,兼有正虚,缓解时期以正虚未复为主,兼夹余毒未清(图20-1)。

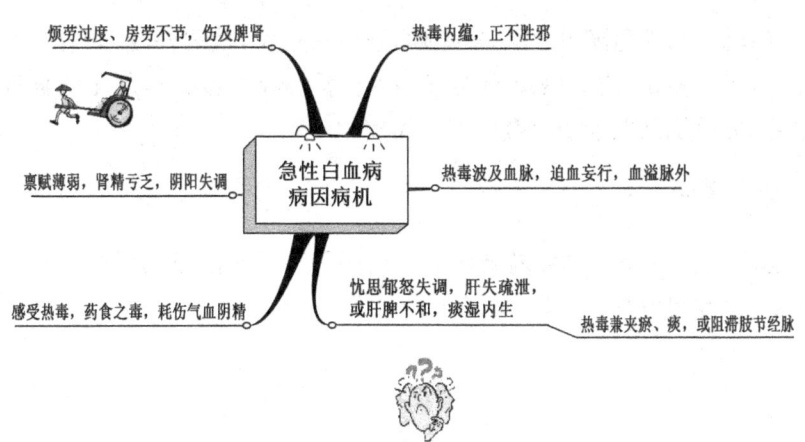

图20-1 急性白血病的病因病机

中医治病，先要辨证

1. 热毒炽盛

壮热，汗出，口渴，面赤头痛，口舌生疮，皮肤紫癜，齿出血，鼻出血，血色鲜红，黑粪，舌质红绛少津，苔黄，脉洪数。治以清热解毒，凉血止血，方以犀角地黄汤加减。

2. 气阴两虚

面色苍白，气短乏力，反复低热，头晕耳鸣，口燥咽干，腰膝酸软，自汗盗汗，食少纳呆，皮肤时有紫癜，舌淡少苔，脉细数。治以益气养阴，方以三才封髓丹合六味地黄丸加减。

3. 气血两虚

面色无华，乏力头晕，心慌气短，唇甲色淡，自汗，食少纳呆，便不成形，肌肤有瘀斑，舌质淡，苔薄白，脉细弱。治以补益脾肾，益气养血，方以人参养荣汤加减。

4. 瘀毒内蕴

形体消瘦，面色黧黑，颈部有瘰疬，胁下有痞块，按之坚硬，时有胀痛，低热盗汗，舌质黧紫，或有瘀斑瘀点，苔薄白，脉细涩而数。治以化瘀解毒，软坚散结，方以桃红四物汤合鳖甲煎丸加减。

5. 脾胃虚弱

恶心呕吐，食欲不振，倦怠乏力，时有便溏，舌质淡白，脉细无力。治以益气健脾，和胃止呕，方以六君子汤加减（图20-2）。

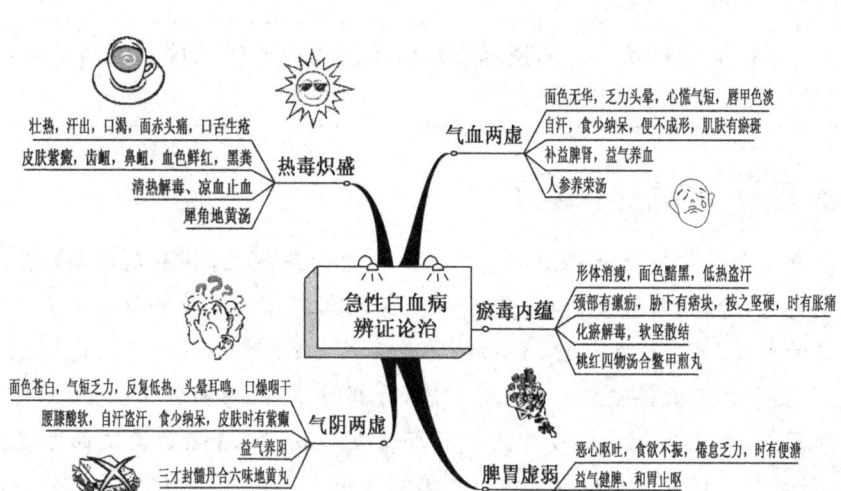

图 20-2　急性白血病的辨证论治

急性白血病的大医之法

大医之法一：养阴清热方

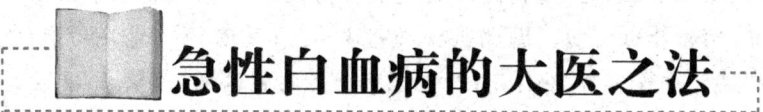

史哲新验方

药物组成：青蒿 30g，鳖甲 15g，生地黄 15g，丹皮 10g，知母 10g，银花 15g，连翘 15g，黄芪 30g，党参 20g，白术 15g，黄精 15g，女贞子 15g，旱莲草 15g，当归 15g，浙贝母 15g，川芎 10g。

加减：明显肝郁者加柴胡 15g，黄芩 10g，郁金 10g；血瘀者加赤芍 15g，桃仁 15g，红花 15g；脾虚湿盛者加陈皮 15g，半夏 15g，茯苓 15g。

功效：养阴清热，扶正祛邪。

主治：微小残留白血病。

[岑冰,史哲新.入阴搜邪治疗微小残留白血病刍议.四川中医,2011,29(3):54]

大医有话说

史哲新等认为急性白血病是在正气虚损的基础上,外来之毒邪继发内生之毒,内外合邪,联合致病,其致病力强,侵犯人体,一开始即可出现里热炽盛的表现,后经清热解毒,扶正祛邪等有效治疗,配合放化疗而达到完全缓解,由于邪毒直接侵袭的是血脉骨髓,毒邪难清,余毒易留伏阴分,而耗伤人体阴气,由此导致疾病复发。由于邪毒留伏阴分,清热解毒之品难达病所,而通常之补益剂又难以将内伏之毒邪托出,实为难治之证。《温病条辨》有云:"邪气深伏阴分,混处气血之中,不能纯用养阴,又非壮火,更不得任用苦燥。故以鳖甲蠕动之物,入肝经至阴之分,既能养阴,又能入络搜邪;以青蒿芳香透络,从少阳领邪外出;细生地清阴络之热;丹皮泻血中之伏火;知母者,知病之母也,佐鳖甲、青蒿而成搜剔之功焉。"如此青蒿鳖甲汤便有了入阴搜邪,领邪外出之功。现代药理研究认为:青蒿有调节免疫功能的作用;知母有显著的解热、抗炎作用;丹皮也有一定的抗过敏、解热作用;生地则有明显的免疫增强作用。鳖甲则被认为具有抑制结缔组织增生,增加血浆蛋白的作用,并能提高机体免疫力,延长抗体存在时间。综合来看,青蒿鳖甲汤的功用养阴透热,而所透的热,不能仅仅局限于体温升高,更可理解为余毒,养阴透热的实质是养阴透余毒,综合看来此方具有杀灭残留白血病细胞和纠正骨髓造血微环境病理状态的双重功效。白血病微小残留病阶段因为余毒深陷阴分,而正气虚弱难以驱毒杀毒,因此必须将余毒由阴分透出至阳分,再予扶正杀毒之剂,使正气起以驱邪外出。由此看来,虽然微小残留白血病患者没有发热,但正气虚弱、邪毒内留阴分的基本病机与青蒿鳖甲汤证的病机邪气深伏阴分有许多相似之处,故仍可以运用该方进行治疗。

大医之法二:益气健脾和胃方

搜索

史哲新验方

①化疗前:陈皮15g,半夏、茯苓各10g,焦三仙30g,白豆蔻(后下)、远

志、旋覆花(包煎)、代赭石(先煎)各15g,砂仁、大贝母、炙甘草各10g。

功效:健脾益气和胃。

主治:急性白血病脾胃虚弱型。

②化疗期间:半夏、茯苓各10g,焦三仙30g,陈皮、女贞子、旱莲草、阿胶(烊化)、龟甲(先煎)各15g,三七(研末冲服)3g,大贝母、砂仁(后下)、首乌、黄精各15g,炙甘草10g。

功效:益气生血,健脾和胃。

主治:急性白血病脾胃虚弱型。

③化疗后:银花30g,连翘、大贝母、黄芩、阿胶(烊化)、龟甲(先煎)、女贞子、旱莲草、砂仁(后下)、鸡内金各15g,焦三仙、败酱草各30g,青蒿、郁金、茜草、远志各15g。

功效:益气生血,扶正解毒。

主治:急性白血病脾胃虚弱型。

[赵朋敏,张莉亚,赵赞.扶正法在急性白血病治疗中的应用.浙江中西医结合杂志,2009,19(1):33]

大医有话说

史哲新等认为,急性白血病的病机在于正气不足而邪毒炽盛。发病早期以邪盛多见,如不能及时治疗,邪气亢盛,正不胜邪,会导致正气逐渐衰败,脏腑功能衰竭。如进行化疗,药毒也会伤害人体的脏腑功能。因此,在急性白血病的治疗过程中,应将辨病与辨证相联系,治标与治本相结合,重视正气与邪气的关系。化疗前中医治疗主要是通过辨证施治调整机体功能与抗病能力,为化疗做准备;化疗期间与化疗后的中医治疗主要是通过辨证施治纠正化疗药物的不良反应,恢复患者体力,刺激骨髓正常细胞增殖与分化,消除残留白血病细胞,延长化疗缓解期等。扶正法贯穿于急性白血病的整个治疗过程。大多患者素体虚弱,脾失健运以致湿邪凝聚,气机阻滞,故以陈皮、半夏、白茯苓、炙甘草、砂仁、豆蔻健脾燥湿,理气和中,化湿和胃。脾能运健,则患者的免疫力得到提高。在放疗阶段中在健脾益气和胃的基础上添加黄精、龟甲、女贞子、旱莲草、阿胶、首乌等滋阴养血的药物以减少化疗的毒副作用,增强机体对化疗的耐受性,促进造血功能的恢复。化疗后,原本低下的免疫功能更遭重创从而不利于通过机体的免疫监视系统彻底消灭白血病细胞。此时应以扶正培本为主,增强机体的免疫功能,间接杀伤残留白血病细胞,并可加用解毒抗癌之品以祛邪。故方中以阿胶、龟甲、女贞子、旱莲草、茜草以扶正培本,同时用银花、青蒿、败酱草、黄芩以清热解毒。

大医之法三:益气养血方

搜索

(1)郑庆平验方

药物组成:黄芪50g,党参30g,怀山药15g,白术15g,茯苓15g,陈皮5g,半夏60g,何首乌15g,枸杞15g,熟地30g。

功效:益气养血,健脾益肾。

主治:急性白血病脾肾气血不足型。

[郑庆平.芪怀六君汤加味治疗急性白血病1例.福建中医药,2000,31(4):52~53]

(2)老中医验方

药物组成:人参须12g,北沙参30g,党参30g,怀山药15g,山萸肉30g,生白芍15g,炙甘草10g,大麦冬9g,生地30g,酸枣仁10g,北五味子3g,生龙骨10g,生牡蛎20g,浮小麦30g,大枣20g,阿胶12g,当归6g,黄芪30g。

功效:补肾益气,养血生脉。

主治:急性白血病。

[杨柱星.中华名老中医治癌效方集成.南宁:广西民族出版社,1999:37~38]

大医有话说

郑庆平认为血为水谷精微化生,它的生化之源在于中焦脾胃,故有"中焦受气取汁,变化而赤,是谓血"。而脾胃的功能又赖肾气推动,肾藏精,精又能生血,故有"精血同源"之论。芪怀六君汤甘温益气,健脾养胃。方中党参甘温扶脾养胃,补益中气为君;白术苦温,健脾祛湿,扶助运化为臣;茯苓甘淡,合参、术以健脾渗湿为佐;炙甘草甘温益气,补中和胃。根据补血益气,气能生血的理论,重用芪、怀益气生血,枸杞、何首乌、熟地均为补肾益精生血之品,本方集健脾益气,补肾益精,养血补血,针对本例病因,可谓切中病机。治疗复杂疑难病症,守方守法是重要手段,本例患者在取得缓解的半年时间内,守方续服达70余剂,且在治疗期间增加饮食营养,意在大补脾肾之气,重建造血之机。中华名老中医治癌效方在现代药理研究中证明:扶正固本的中药可提高机体非特异性免疫功能,使巨噬细胞吞噬力和淋巴细胞转化率得到提高;而大剂量的补气药,以及党参、黄芪除能促进造血功能的恢复外,并能减轻放疗、化疗对骨髓的抑制。

大医之法四:补血化瘀方

搜索

老中医验方

药物组成:当归3g,黄芪15g,三七3g,桑叶6g,白茅根6g。

功效:凉血养血化瘀。

主治:先天性急性粒细胞性白血病。

[杨柱星.中华名老中医治癌效方集成.南宁:广西民族出版社,1999:38～39]

大医有话说

现代药理学研究证明,当归、黄芪可以提高机体免疫力,调节内分泌和体液功能,促进造血功能和血液循环;三七止血、扩张冠状动脉,增加微循环血流量,增加血小板数量;桑叶含有多种氨基酸,可促进新陈代谢,调节酶的活性。中医认为方中当归、黄芪、三七大补气血、益气而生血,活血化瘀;桑叶、白茅根清热凉血,平肝舒郁而达到气血得复,虚劳得补,瘀血得去,新血得生,气血和平,诸症消除。

大医之法五：清热利湿解毒方

搜索

(1)老中医验方

药物组成：龙胆草10g,黄芩10g,木通10g,当归10g,生地10g,柴胡10g,猪苓10g,泽泻10g,栀子10g,鸡血藤30g,丹参30g。

功效：清热化湿解毒。

主治：急性白血病肝胆湿热型。

[杨柱星．中华名老中医治癌效方集成．南宁：广西民族出版社，1999：39～40]

(2)苏凤哲验方

药物组成：柴胡30g,黄芩10g,半夏10g,党参10g,藿梗10g,荷叶15g,佩兰10g,砂仁10g,生山药20g,杏仁10g,炒枳壳15g,生、炒薏苡仁各20g,黄连5g,素馨花10g。

功效：清热化湿，和解少阳。

主治：急性白血病伴高热。

[苏凤哲,谢淑梅．小柴胡汤加减治疗急性白血病高热临床体会．中华实用中西医杂志，2005，18(24)：1899～1900]

大医有话说

一方中龙胆草味苦性寒，心肝胆实火，佐以黄芩、栀子助龙胆草以清其热；木通、猪苓、泽泻为淡渗之品，引导湿热（白血病细胞破坏时所产生的尿酸）从小便排出；当归、生地养血、滋养肝肾之阴，以补湿热郁结所耗伤的阴血；柴胡疏肝，既助降火泄湿，又能引药归经。诸药合用有升清降浊，攻补兼施的作用。苏凤哲等考虑本病的发生多由于先天禀赋不足，后天失养，致使脏腑功能失调，正气虚弱，邪毒内侵骨髓，耗伤真气精血，阴阳失调，正气衰败所致。高热是其常见并发症，因有阴血损伤的基础，此热虽表现为实证，亦不可攻，应以和为第一要义。小柴胡汤为和法之代表方，该方达表和里，宣通内外，升清降浊，调和肝脾，理气活血，降气止咳，为治疗内伤外感发热之通用方。方中柴胡轻清升散,既可疏散表热,又可疏散半表半里之邪,专治寒热往来,其透泄之功又可解肝胆郁热、退虚热、清痰热、散热毒郁结。现代药理研究,该药具有解热、镇咳、消炎抑菌作用,还可提高体液和细胞免疫功能,并可分化白血病细胞,是治疗白血病高热的首选药物。该药用量一般为30～60g才能达到作用。黄芩苦寒,清热泻火解毒,起协同作用。他药配伍据临床辨证酌情选用。临床实践证明,只要辨证准确,掌握好小柴胡汤适应证,如寒战发热、口苦胁胀、默默不欲饮食等,即可放胆使用,并可加大用量,根据其他兼证,精当选药,可取得意想不到的效果。

第21章 面对慢性白血病,中医一样不放过

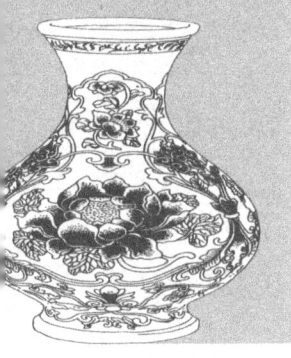

慢性白血病的细胞分化停滞在较晚阶段,多为较成熟幼稚细胞和成熟细胞,又可分为慢性粒细胞白血病和慢性淋巴细胞白血病及其他少见病种。慢性粒细胞白血病,简称慢粒(CML),是一种起源于骨髓造血干细胞的恶性增殖性疾病,表现为髓系祖细胞池扩展,中幼粒细胞系及其祖细胞过度生长。特征是外周血白细胞持续进行性增高,以中、晚幼粒细胞为主,脾肿大。90%以上的病例均具有CML的标志染色体——Ph1染色体。慢性淋巴细胞白血病,简称慢淋(CLL),是由于单克隆性小淋巴细胞扩增、蓄积,浸润骨髓、血液、淋巴结和其他器官,最终导致正常造血功能衰竭的恶性疾病。这类细胞形态上类似成熟淋巴细胞,然而是免疫学不成熟的、功能不全的细胞。本病属中医"瘰疬"、"积聚"、"虚劳"等范畴。

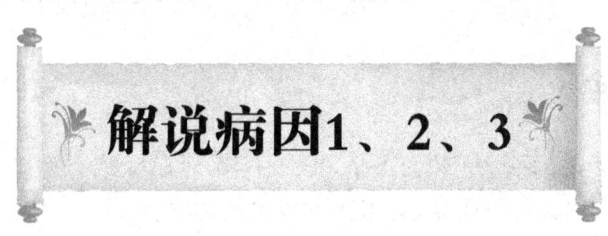

解说病因1、2、3

中医学认为本病的发生与情志不遂,烦劳过度,饮食失调等因素有关,可导致正气亏虚,痰凝血瘀;起居不慎而复感邪毒,邪毒内盛,致使痰瘀邪毒,交织搏结,侵及脏腑骨髓,发为本病。内伤七情,情志失调,则气机不畅,气滞血瘀,郁结日久,脉络瘀阻;饮食不节,饥饱无常,或饮酒过度,伤及脾胃,脾失健运,湿浊内生,日久聚湿成痰,阻遏气机,血行不畅,则痰凝血瘀;复因起居不慎,感受邪毒,邪毒内蕴,遂致痰瘀郁毒,交织搏结,若侵及肢节,阻遏血脉,则骨骼痹痛;若流注经络,则为瘰疬,若客于胁下及腹中,遂成积聚;烦劳过度,或久病不愈,正气虚弱,复感邪毒,进一步耗伤气血阴精,肝肾虚损,呈虚劳之倦怠乏力,形体消瘦;热毒内盛,正邪相争,或痰瘀阻滞,郁而化热,或阴虚内热而致发热之象。本病乃虚实夹杂之证。瘀血内阻,新血不生,邪毒内蕴,正气亏虚,故正不胜邪则难以驱除郁毒,邪毒深伏,日久毒蕴化热,则致热毒炽盛,更伤骨髓,发生变证,转化为急性病变,病情恶化,预后不良(图21-1)。

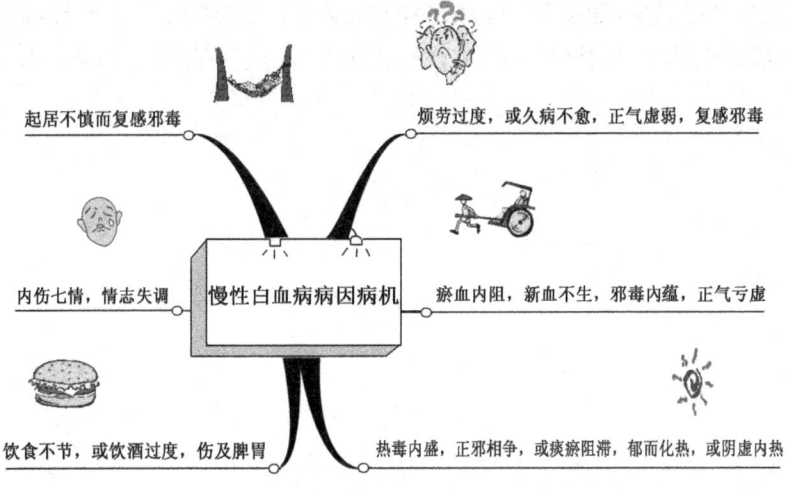

图21-1 慢性白血病的病因病机

中医治病,先要辨证

1. 气滞血瘀

脘腹胀满,胁下痞块,软而不坚,推之不移,舌暗淡或有瘀斑,苔薄白,脉弦细或沉细。治以行气化瘀,方以膈下逐瘀汤加减。

2. 痰气郁结

痰核瘰疬,皮色不变,按之结实,舌质淡红,苔白腻,脉细或弦滑。治以疏肝解郁,通络化痰,方以柴胡疏肝散加减。

3. 气血两虚

面色苍白,神疲乏力,心悸气短,头晕耳鸣,纳呆腹胀,或有自汗盗汗,或有手足心热,腹内痞块,或颈项部有瘰疬痰核,舌质晦黯,苔薄白或薄黄,脉细。治以益气养血,活血化瘀,方以八珍汤合少腹逐瘀汤加减。

4. 肝肾阴虚

头晕耳鸣,口干舌燥,五心烦热,心悸失眠,腰膝酸软,倦怠乏力,遗精盗汗,或有月经量少,腹胀纳差,胁下痞块,重者推之不移,舌红少苔,脉弦细数。治以滋补肝肾,祛瘀解毒,方以知柏地黄丸合膈下逐瘀汤加减(图21-2)。

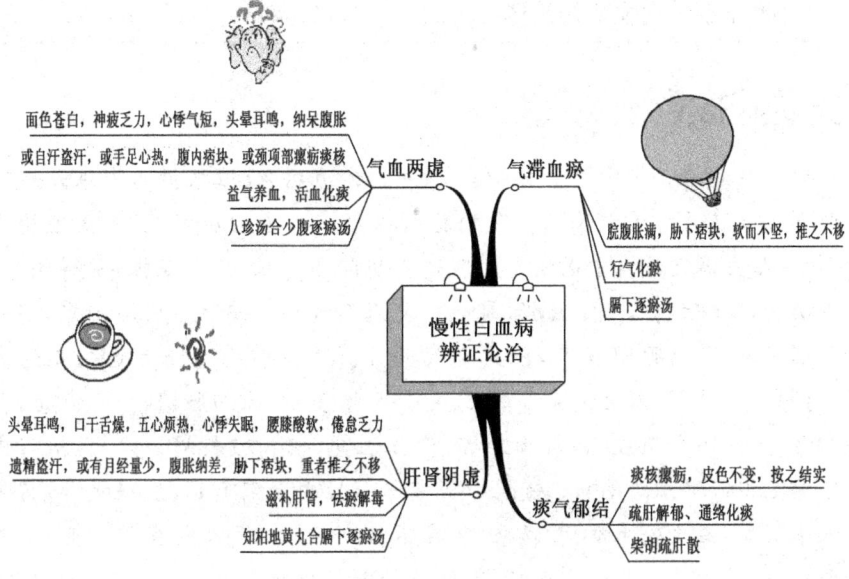

图 21-2　慢性白血病的辨证论治

慢性白血病的大医之法

大医之法一：养阴清热方

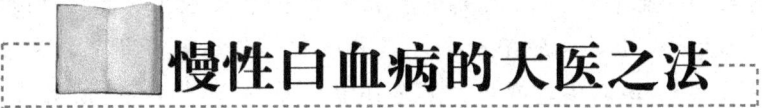

邢子亨验方

药物组成：当归 12g，炒白芍 10g，生地 15g，丹皮 15g，地骨皮 20g，半枝莲 20g，生薏仁 24g，麦冬 12g，猪苓 12g，泽泻 9g，石斛 15g，青皮 6g，枳壳 6g，甘草 6g。

功效：养血滋阴，清热利水。

主治：慢性粒细胞性白血病。

[邢子亨. 白血病辨治体会. 山西中医,1997,13(4):5~8]

大医有话说

邢子亨认为古代中医文献中虽无白血病的病名,但根据其临床表现可参照类似病证进行辨证论治。白细胞所以异常增生的原因,以中医理论探索,是阴阳失调之故。中医研究生理是以阴阳为基础,阴阳互根,阴得阳生,阳得阴长,阴阳相得,阴平阳秘,是生理之正常现象。阳胜于阴即阳亢,阴胜于阳则阴盛,阴盛则静而寒,阳亢则动而热。白细胞异常增生是阳亢的表现,阴阳失去平衡,则生化异常,白细胞异常增多,阳亢而胜阴,阳气愈亢,阴精愈亏,久则阳盛而成热,再加外邪,两阳相亢,阴精被耗竭。因此,治疗中一定要把握好阴阳的平衡。慢性白血病与急性白血病有别,发病缓慢,自觉症状不明显,不检查血象、骨髓象,往往不知有病。此种生化失常之变,不与外邪相抗,自身又无其他严重病症,所以初起很少自觉症状。但血液生化异常,提示阴阳已经失调,白细胞增生过多,阴精必然受损,阴损阳胜,阴阳失去平衡,则不能保持正常生理,身体渐趋虚弱,偶感外邪,身体无抗邪之力,即成危症。如能早期治疗,调理阴阳,使阴阳平衡,可望生化复常,则血细胞自无异常增生。但白细胞异常增生,已非一朝一夕之病,是因生理失常而后血液生化变异,因此治疗慢性白血病亦非易事,必须节饮食、慎起居、绝房事、辅以药物调养,使机体阴阳平衡,生化机能正常,身体才能恢复健康。无论是急性白血病,还是慢性白血病,经治疗完全缓解后,尚须慎养,必待身体完全恢复健康,才可能避免复发。临床经验有治疗八九个月,血液检查基本正常,而又复发者,大多是因不慎房事,或因感冒而复发。在白血病治愈之后,须戒房事1年,偶有感冒,急服清热解毒之药,万不可用辛温助阳之剂,如误服温补助阳之药,多致复发而不救,切须注意,万勿疏忽。

大医之法二:凉血解毒方

搜索

(1)老中医验方

药物组成:人参9g,黄芪15g,丹参30g,当归15g,生地15g,犀角9g(另煎),丹皮9g,山豆根30g,生薏苡仁30g,山慈姑12g,半枝莲30g,鹿角胶

12g,陈皮12g,甘草9g。

功效:凉血解毒。

主治:慢性粒细胞性白血病。

[杨柱星.中华名老中医治癌效方集成.南宁:广西民族出版社,1999:43]

(2)洪子云验方

药物组成:①制首乌24g,潼蒺藜、川郁金、粉丹皮、玫瑰花、川续断、川赤芍、北枸杞各10g,干生地、红丹参、忍冬藤、鸡血藤、板蓝根各15g。②白蔻仁、广陈皮、法半夏、川郁金、粉丹皮、玫瑰花、川赤芍各10g,制首乌24g,干生地、红丹参、忍冬藤、鸡血藤、白云苓、润玄参、藤梨根各15g。③制首乌、怀山药、北黄芪、藤梨根各15g,女贞子、旱莲草、川郁金、柏子仁、炒枣仁、干生地、粉丹皮、白蔻仁、鸡血藤、北枸杞各10g。

功效:滋阴清热,凉血解毒。

主治:慢性白血病阴虚血热型。

[李济仁,等.名老中医肿瘤验案辑按.上海:上海科学技术出版社,1990:426~427]

大医有话说

杨柱星等收集的方中重用人参、黄芪、丹参、当归以扶正、养血活血以破瘀痕;犀角、生地、丹皮清热、解毒、凉血;薏苡仁、山豆根、山慈姑、半枝莲解毒抗癌;鹿角胶滋补肾阳,改善造血功能;陈皮、甘草益气运中,健脾和胃,以防止长期服药影响运化功能。洪老初次见患者时,以头晕、肢软、腰酸等虚损症候为主,故属于中医虚劳范畴。审其舌红,脉细数,口干,故证以阴虚血热为主流,不可因其腰膝酸软、肢体软、纳差、面淡,甚至有时恶寒(阴损及阳)而误作为脾肾阳虚论治。因此,本类患者需自始至终以养阴凉血为大法,佐以培补脾肾。方中藤梨根一药,现代药理研究表明其具有抗肿瘤的作用,据洪老经验,藤梨根实为草药中补药之王,即本品既可清热,亦可养阴。在本案论治中患者并未出现动血现象,若出现动血,应取温病热入营血的治法,即叶天士所谓"入血尤恐耗血动血,直须凉血散血",当以犀角地黄汤作为主方化裁。

大医之法三:温补脾肾方

搜索

吴圣农验方

药物组成:鹿角粉 6g(分吞)、仙灵脾、猪殃殃、白花蛇舌草、花蕊石各 30g,生黄芪、党参各 15g,当归、制鳖甲(先煎)、桂枝、茯苓(雄黄 1.5g 拌)、白术、赤芍各 12g,生牡蛎 60g(先煎)。

功效:补肾壮阳,益气健脾。

主治:慢性白血病脾肾阳虚型。

[李济仁,等.名老中医肿瘤验案辑按.上海:上海科学技术出版社,1990:429～431]

大医有话说

吴老见患者形瘦神疲,肢软乏力,头昏时晕,乃脾肾阳虚,血失生化,清阳不升之故;肝脾肿大乃寒凝气滞,瘀血交结而成。肾阳乃一身阳气之根,肾阳虚衰则脾阳不运,故本案以肾阳虚为主。因此,温补脾肾当以温补肾阳为本。方用鹿角、仙灵脾等温补肾阳,十全大补汤(桂枝易肉桂)益气健脾,温运脾阳,牡蛎、鳖甲软坚散结,白花蛇舌草、猪殃殃、花蕊石清热解毒,活血化瘀。诸药共奏补肾壮阳,益气健脾之效。

第22章 乳房有肿块，警惕乳腺癌

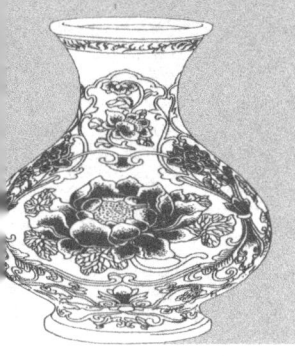

乳腺癌是乳腺上皮细胞在多种致癌因子作用下，发生了基因突变，致使细胞增生失控。它的组织学表现形式是大量的幼稚化的癌细胞无限增殖和无序状地拥挤成团，挤压并侵蚀破坏周围的正常组织，破坏乳房的正常组织结构，是女性最常见的恶性肿瘤之一。其临床主要症状表现为乳腺肿块、乳腺疼痛、乳头溢液、乳头改变等，其中乳腺肿块是乳腺癌最常见的症状，约90%的患者是以该症状前来就诊的。乳腺癌的病因还没有完全明确，但不育、生育次数少、第一胎足月产年龄晚、初潮年龄早、良性乳腺疾病史、乳腺癌家族史、口服避孕药、放射线暴露等因素已经被确认与乳腺癌有关。中医文献中称为"乳核"、"石痈"、"乳痞"、"乳岩"、"苟抄乳"、"乳痛坚"、"妒乳"、"石榴翻花发"等。现一般较通用的中医命名为"乳岩"。

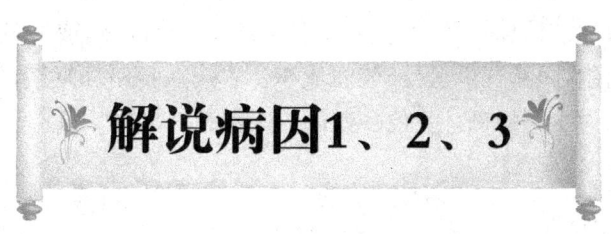

解说病因1、2、3

1. 病因

（1）七情内伤，情志失调：《外科正宗》提道："乳癌由忧思郁结，所愿不遂，肝气闭塞，结精成核。"情志失调，忧思郁怒，肝失条达，郁久伤脾，运化失司，湿浊内生，气血壅滞，阻于乳络而成核。可见情志内伤，忧思郁怒是发病的重要因素。现代医学也认识到精神情志因素与乳腺癌的发病有着密切的关系。

（2）湿热毒邪内蕴：《灵枢》云："湿气不行，凝血蓄里而不散，津液涩渗，蓄而不去，而积皆成也。"气郁痰浊结聚或气滞血凝，积久化火成毒以致毒邪蕴结，结成坚核。外邪一旦侵入机体，客于经络，导致瘀血凝滞，痰凝湿聚，热蕴毒结，蓄而不去，而癌瘤成也。故六淫外侵，邪毒留滞也是发病重要因素。

（3）正气不足，气血亏虚：《素问·刺法论篇》云，"正气存内，邪不可干"。正气盛则防御能力强，病邪不易侵入，即或侵入也不易深入内里，最终可被消除。正气不足，气血亏虚，正不胜邪，而邪气踞之是发病的前提及决定因素。

（4）肝肾不足，冲任失调：《景岳全书》谓："肝肾不足及虚弱失调之人，多有积聚之病。"肝肾不足，冲任失调，气血运行不畅，经络阻塞，聚而成块，日久化毒成岩。可见，肝肾不足，冲任失调是发病的内因和根本。

2. 病机

《外科大成》中述："按乳头属足厥阴肝经，乳房属足阳明胃经，外属足少阳胆经。"乳头为肝肾二经之冲，乳房为阳明气血汇集之所。乳腺癌总属本虚标实之证,因虚致实,虚实相兼,整体虚与局部实互见。本病初起多见标实之象,病久则显露本虚之候。正气内虚、脏腑阴阳失调是乳腺癌发生的基础,七情内伤是乳腺癌发病的重要因素。大多医家认为情志失调,肝气郁结,经络闭塞,气机阻滞,痰浊、瘀血内生,郁久化热成毒,或冲任失调,气血亏损,痰浊内生,阻滞气机血行,久而成积。本病病机错综复杂,但以痰瘀阻络、化热成毒为主要病机。病位多在肝、脾、肾三脏(图22-1)。

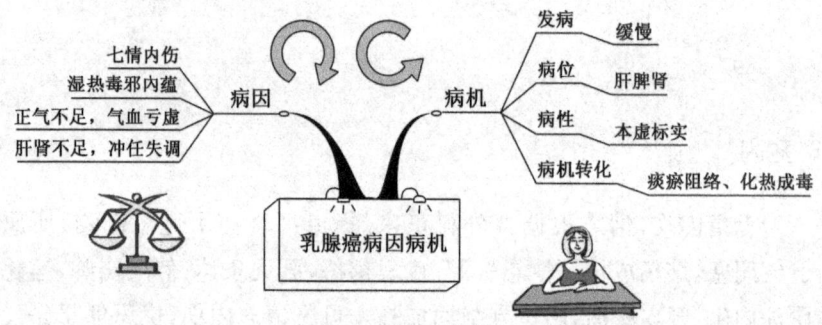

图 22-1　乳腺癌的病因病机

中医治病,先要辨证

1. 肝气郁结

乳房肿块初起胀痛,引及两胁作胀,肿块皮色不变,精神抑郁、沉默寡言或急躁易怒,口苦咽干,头晕目眩,舌质红,舌苔薄白或薄黄,脉弦有力。治以疏肝解郁,理气散结,方以柴胡疏肝散加减。

2. 冲任失调

乳房结块,皮核相亲,坚硬如石,表面不光滑,五心烦热,潮热盗汗,腰膝酸软,月经不调,经前乳房胀痛,或提早绝经,从未生育或生育过多,或有多次流产史,舌红苔少,脉细无力。治以调理冲任,益肾养阴,方以知柏地黄丸加减。

3. 毒热蕴结

乳房肿块迅速增大,疼痛,溃破,状如山岩,形似莲蓬,淌水恶臭,伴发热,便秘,舌质黯红或红绛,脉弦数。治以清热解毒,散结消肿,方以五味消毒饮加减。

4. 气血亏虚

乳中结块溃烂,色紫暗,流水臭秽,或与胸壁粘连,推之不动,伴头晕耳鸣,神疲气短,面色苍白,夜寐不安,机体消瘦,舌质淡,脉细弱。治以益气养血,散结消肿,方以八珍汤加减(图22-2)。

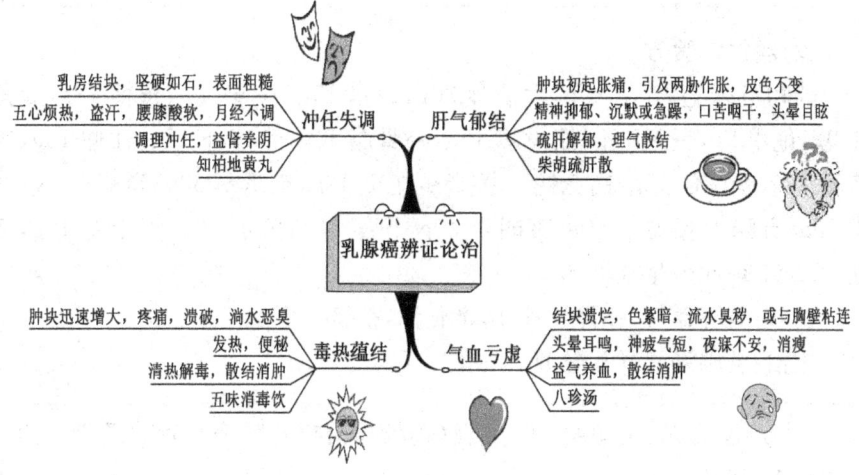

图22-2　乳腺癌的辨证论治

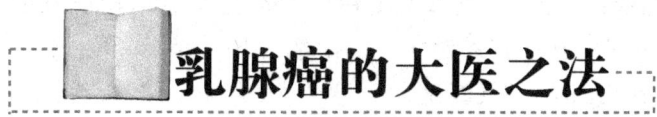

大医之法一:补肾益气,调摄冲任方

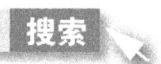

(1)张晓琳验方

药物组成:黄芪30g,党参20g,女贞子10g,黄精15g,鸡内金10g,仙茅10g,淫羊藿10g,焦白术10g,牡丹皮10g,陈皮10g,浙贝母15g,夏枯草10g,

茯苓 10g,柴胡 10g,延胡索 10g,郁金 10g,芍药 10g。

加减:可酌加山慈姑、皂刺、穿山甲、土贝母、半枝莲、半边莲、莪术、露蜂房、白花蛇舌草等祛邪抗癌。

功效:扶正固本,调摄冲任,益气补肾。

主治:乳腺癌冲任失调型。

[廖永杰,张晓琳. 扶正固本汤治疗乳腺癌术后冲任失调证 40 例. 光明中医,2010,25(10):1821~1822]

(2)唐汉钧验方

药物组成:生黄芪 30g,太子参 30g,白术 15g,茯苓 15g,黄精 18g,鹿角片 9g,龟甲 9g,灵芝 12g,仙灵脾 15g,补骨脂 15g,骨碎补 15g,杜仲 15g,肉苁蓉 15g,薏苡仁 15g,白花蛇舌草 15g,龙葵 10g,猫爪草 30g,露蜂房 9g,莪术 15g,五味 10g,枣仁 10g,玄胡索 10g,枳实 10g,陈皮 10g,姜半夏 10g,苏梗 12g,红枣 20g,生甘草 6g。

功效:健脾益气,补肾壮骨,解毒化浊,祛瘀生新。

主治:乳腺癌脾肾亏虚型。

[黄纲,楼映,毛旭明,等. 唐汉钧教授治疗乳腺癌术后的经验. 四川中医,2005,23(4):1~3]

(3)单卫兵验方

药物组成:黄芪 30g,党参 15g,白芍 15g,当归 10g,枸杞 10g,柴胡 10g,郁金 10g,香附 10g,白花蛇舌草 15g,山慈姑 10g。

功效:扶正固本,益气养血。

主治:乳腺癌气血不足型。

[单卫兵. 益气生血舒肝解毒法治疗乳腺癌术后的临床疗效观察. 中外医疗,2008,27(19):93]

(4)赵婧验方

药物组成:鹿角片 9g,炙麻黄 4.5g,制附子 12g,白芥子 12g,制草乌 6g,制川乌 12g,狗脊 15g,杜仲 15g,延胡索 30g,合欢皮 30g,夜交藤 30g,黄连 4.5g,大腹皮 12g,淫羊藿 30g,肉苁蓉 12g,龙葵 30g,蜈蚣 3g,制胆南星 10g,补骨脂 30g,灵芝 30g。

功效:温中散寒,健脾补肾,兼清余毒。
主治:乳腺癌术后脾肾阳虚型。

[赵婧.谈温阳法治疗乳腺疾病.中国中医药信息杂志,2010,17(9):88~89]

大医有话说

张晓琳认为乳腺癌的患者多以中老年人多发,其肾气渐亏,加之恐惧、情志不畅则肝气郁结,失于条达,影响冲任二脉,冲为血海,任主胞胎,而女子又以冲任为先天,冲任二脉不能独行,受盛于肝、肾、脾胃之气,若肝郁、脾虚、肾亏,常可导致冲任失调。张景岳曰:"善补阳者,必阴中求阳,阳得阴助而生化无穷;善补阴者,必于阳中求阴,则阴得阳升而泉源不竭。"故在临床中笔者主张在治疗乳腺癌术后冲任失调证时应在补阳或补阴的过程中酌情加入阴阳双补的药物。方中黄芪、党参、茯苓、白术等健脾益气养阴,顾护后天,使气血生化有源,扶助正气,提高机体免疫系统的防御能力;女贞子、黄精、仙茅、淫羊藿等滋养肾精,调摄冲任,顾摄先天;茯苓、焦白术、陈皮、鸡内金等健脾和胃;山慈姑、莪术、露蜂房、白花蛇舌草、皂刺、穿山甲、土贝母、半枝莲、半边莲等祛邪抗癌;柴胡、延胡索、郁金、芍药等疏肝解郁;诸药合用再配合中医的整体辨证施治,对改善乳腺癌术后冲任失调证的患者常表现的月经紊乱、面部烘热、腰膝酸软、形体消瘦、潮热多汗、烦躁易怒、五心烦热、失眠多梦等症有较好疗效。可使患者在最短的时间内恢复体质,提高患者生存率和生存质量,降低复发转移,具有重要临床意义。唐教授认为骨转移是最常见的乳腺癌术后复发转移并发症,主要症状包括骨骼疼痛、病理性骨折、高钙血症。西医治疗主要方法是:放疗、同位素内照射治疗、手术、双膦酸盐药物治疗等。唐教授认为骨痛无非"不荣则痛、不通则痛",一为虚,一为实,整体为虚,局部属实。肾主骨生髓,肾虚则骨弱,痰瘀易乘虚而入,胶着于经络骨骼之上,致疼痛缠绵。因此,常用仙灵脾、补骨脂、骨碎补、杜仲、玄胡索补肾壮骨止痛治其标本,疗效满意。单卫兵考虑正气不足是乳腺癌发生的根本,行手术治疗后气血耗伤更甚。故治疗上必须扶正固本,方中使用大剂量益气生血药物,如黄芪、党参、白芍、当归、枸杞等;而情志所伤,忧思郁怒,肝气郁结是乳腺癌发生发展的重要因素,临床中也常见患者情志抑郁,故治疗上必须使用疏肝药物,如柴胡、郁金、香附等;瘀毒乃乳癌的基本病理因素,虽手术治疗,仍余毒未清,故解毒治疗亦不可少,方中使用白花蛇舌草、山慈姑以清热解毒。全方从扶正和祛邪两方面而入手,益气补血以祛邪,疏肝解毒以扶正,并随症加减,故临床可取得良效。现代药理研究证明,扶正固本中药能调动机体的免疫功能,减低放化疗的毒副作用,祛邪中药能抑制或杀灭癌细胞。上述益气生血扶正之品具有提升血红蛋白及提高免疫力的作用,而山慈姑、白花蛇舌草均有抗癌作用。临床实践证实,中医药疗法在改善乳腺癌患者临床症状,提高生活质量方面有很好的疗效,并具有一定的改善贫血的作用。赵婧宗叶天士"奇经之结实者,古人用苦辛芳香以通经络,其虚者必辛甘温补,佐以疏行脉络,务在气血调和,病必痊愈"之意,以温肾助阳兼以活血作为治疗乳腺癌的常用法则,有良好的临床疗效。方以淫羊藿、肉苁蓉等温补肾阳,使肾气充盈而冲任脉盛;龙葵、蜈蚣等解毒抗癌。诸药合用,达到调摄冲任、扶正祛邪的目的。现代药理研究表明,方中诸药具有一定的抗癌功效,并可调节内分泌激素,增强下丘脑-垂体-性腺功能,从根本上调整内分泌激素紊乱,使体内阴阳平衡,对抑制乳腺癌发生、发展起到一定作用。这是治疗乳腺癌术后的重要治法及独特之处。

大医之法二:疏肝理气方

搜索

(1)姚青峰验方

药物组成:柴胡、郁金、白芍、茯苓、浙贝、王不留行各15g,当归、白术、荔枝核12g,丝瓜络10g,薄荷6g,生姜6g,炙甘草6g。

加减:胁痛甚者加延胡索10g,香附12g;肿块大或病程长者加三棱、莪术、炮穿山甲各10g;气虚加黄芪20g,人参10g;血虚者当归、白芍量倍增;肾阳虚者加淫羊藿、巴戟天各12g;肾阴虚者加女贞子、墨旱莲各10g;疼痛重者加乳香、没药各12g。

功效:疏肝理气,调节冲任。

主治:乳腺癌肝郁气滞型。

[姚青峰,李红瑜,刘桂英.加味逍遥散治疗乳腺增生64例证.四川中医,2009,27(10):88～89]

(2)荣远明验方

药物组成:柴胡15g,白芍12g,枳壳12g,香附15g,延胡索15g,太子参30g,丹参30g,莪术20g,茯神20g,夜交藤25g,三棱20g,全蝎10g,蜈蚣1条,半枝莲30g,白花蛇舌草30g,炮山甲15g(打碎、先煎),鳖甲25g(打碎、先煎)。

功效:清肝解郁,化瘀止痛。

主治:乳腺癌肝经郁热型。

[荣震,谢韵.荣远明教授应用中药治疗乳腺癌术后验案1则.广西中医药,2011,34(1):30]

大医有话说

姚青峰等认为乳腺增生病属于中医学的"乳癖"范畴。古代《疡医大全》谓:"乳癖似乳中结核—其核随喜怒消长,此病乳癖。"方中柴胡、郁金疏肝理气解郁为君药;佐以少量薄荷增强解郁之功;肝郁必致血虚,故配当归、白芍养阴柔肝,补其体以制横逆之气,两两相配,深得肝为"体阴用阳"之旨,同时活血养血调冲任;白术、茯苓、甘草益气健脾,脾健气血生化有源,而防肝侮;荔枝核、浙贝祛痰软坚;郁金、王不留行化痰散结;丝瓜络活血化瘀,通络止痛;生姜温中和胃;诸药合用,共奏疏肝理气,祛痰化瘀,调摄冲任之功。现代药理研究证明:柴胡具有免疫双向调节作用,柴胡、香附能抑制组织内单胺氧化酶活力,抑制胶原纤维的生成,从而促进乳腺增生及纤维的吸收;香附、甘草、淫羊藿都具有雌激素样作用,为植物雌激素受体调节剂,当体内雌激素水平较高时发挥抗雌激素活性,而体内雌激素水平较低时,具有拟雌激素作用,从而对由于多种激素共同作用失调导致的乳腺增生具有治疗作用,由于其双向调节作用,避免了单纯雌激素类药物导致的内分泌失衡。通过中药调整,提高靶器官对内源性黄体素的效应,从而调整不平衡的性激素水平,达到治疗的目的。荣远明对于此种类型的患者强调首先应注重清肝解郁,故调以柴胡、香附、延胡索等疏肝解郁、理气止痛之品,加用茯神、夜交藤清心安神,再配合半枝莲、白花蛇舌草、炮山甲、鳖甲等消痈散结之药,共奏清肝解郁,消痈散结之效。

大医之法三：活血化瘀方

搜索

(1) 焦中华验方

药物组成：漏芦30g，白芷15g，清半夏12g，蒲公英30g，石见穿12g，生黄芪30g，炒白术15g，云苓20g，炮山甲12g，蜈蚣2条，桂枝12g，僵蚕12g，炒杏仁9g，炙麻黄9g，桔梗12g，黄芩12g，甘草6g。

功效：活血化瘀，解毒散结。

主治：乳腺癌瘀毒阻络型。

[王志鹏,张阳.焦中华活血化瘀解毒散结法治疗乳岩1例.中国中医药现代远程教育,2010,8(2):66]

(2) 李崇义验方

药物组成：白花蛇舌草15g，半边莲15g，半枝莲15g，蚤休10g，炮山甲5g，醋鳖甲10g，紫花地丁15g，黄连10g，川贝母10g，蜈蚣2条，蛇干10g，蛇蜕10g，全蝎3g，土鳖虫5g，露蜂房5g，仙鹤草15g，猫爪草10g，莪术10g，三棱10g，黄芪15g，人参5g(蒸兑服)，当归15g，甘草5g。

功效：活血化瘀，清热解毒，软坚散结。

主治：乳腺癌瘀热毒结型。

[李崇义,陈新农.自拟镇癌汤治疗癌症50例.中国中医药现代远程教育,2010,8(8):45~46]

大医有话说

焦中华方中采用漏芦、石见穿、炮山甲、蜈蚣、僵蚕、桂枝等活血化瘀，散结通络，白芷、公英、清半夏、黄芩清热解毒，生黄芪、炒白术、云苓扶助正气，炒杏仁、炙麻黄、桔梗止咳化痰，全方共奏活血化瘀，解毒散结之效。乳岩之"瘀毒阻络"当从活血化瘀，解毒散结治之，并相应给予通络止痛扶正治疗可获疗效。李崇义等认为癌属脏腑所生毒瘤也，凹凸不平且硬而疼痛。可见积、癥、瘤、失荣、噎膈、反胃、臌胀、崩漏、乳岩、舌菌、唇茧、头风等疾病中，但又不尽相同,它包括良恶性肿瘤,而只有其中"坚之起多以渐生如卒觉,使牢大,自难治也","癌者上高下深,岩穴之状,颗颗累累……毒根深藏,穿孔透里……"之状者方属恶性肿瘤。癌毒是体内外别有的一种具有强烈毒性,侵蚀力极强的邪气,并依附于体内有形实邪发病。痰湿、热毒、食积、瘀血、癌毒在人体脏腑功能低下,有形之邪,因生癌毒乘虚入侵与之相结日久,凝结胶固成癌块。李崇义等筛选了清热解毒,活血化瘀,软坚散结之白花蛇舌草、半边莲、蚤休、炮山甲、醋鳖甲、紫花地丁、黄连、川贝母、蜈蚣、蛇干、蛇蜕、全蝎、土鳖虫、露蜂房、猫爪草、莪术、三棱;益气补血,扶正祛邪之黄芪、人参、当归、甘草。临证之时把握病因病机,辨证论治,随症加减用药,对于治疗癌症疗效显著。

大医之法四:滋阴散结方

搜索

(1)郑卫琴验方

药物组成:黄芪30g,太子参30g,山茱萸10g,鳖甲15g(先煎),法半夏10g,薏苡仁20g,山慈姑15g,蜂房10g,甲珠10g(先煎),蜈蚣2条,麦冬15g,天冬15g,沙参20g,柴胡10g,郁金10g,白蒺藜15g。

功效:补益肝肾,益气养阴,解毒消痰,化瘀散结。

主治:乳腺癌肝肾亏虚,气阴两伤型。

[熊慧生,徐健众. 郑卫琴主任医师治疗乳腺癌经验. 中国中医急症,2010,19(5):805~806]

(2)谭婉君验方

药物组成:太子参、山药、党参各30g,黄芪、薏苡仁、莲子、芡实各20g,枸杞子15g,白术、木香各5g。

功效:滋补脾阴,健脾益气。

主治:乳腺癌脾气阴两虚型。

[谭婉君. 滋补脾阴法治验4则. 新中医,2007,39(12):79~80]

大医有话说

古人云"人年四十阴气乃半",患者又经手术与化疗,中医学认为手术与化疗药物伐伤人体气血、精津,甚至损伤人体五脏六腑,现患者表现为肝肾气阴大伤之头昏、乏力、口干、舌苔黄腻、脉细滑。故以黄芪益气扶正;鳖甲、麦冬、天冬、太子参、沙参、山茱萸培补肝肾之阴;柴胡、郁金疏肝解郁;甲珠、鳖甲祛风散结通络;山慈姑、蜂房、蜈蚣攻毒。全方体现扶正固本,尤其重在补益肝肾与脾胃的中医"治未病"之既病防变的思想。谭婉君认为乳腺癌患者大多放疗后出现脾阴不足,治以健脾气、滋脾阴,使得脾气阴和调,恢复脾主运化的功能。正所谓"脾气仰脾阴而生,脾阴仗脾气而存"。同时滋养脾阴可滋养五脏,扶助正气,不失为放疗后提高患者免疫机能的一大治法。故以太子参、山药、党参、黄芪、薏苡仁、莲子、白术、木香、芡实健脾益气,滋补脾阴;枸杞子滋补肝肾之阴。

第23章 一起来了解下肾癌的中医方

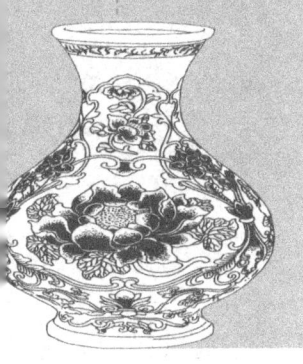

肾癌是发生于肾脏的癌症类疾病。肾癌又称肾细胞癌，肾腺癌，起源于肾小管上皮细胞，可发生于肾实质的任何部位，但以上、下极为多见，少数侵及全肾；左、右肾发病机会均等，双侧病变占1%~2%。肾癌早期可无任何症状，血尿是发现肾癌最常见的症状，一般将血尿、疼痛和肿块称为肾癌的"三联征"，肾细胞癌的预后较差，5年生存率约为45%，无转移者可达70%。如肿瘤侵及肾静脉和肾周组织，5年生存率可降至15%~20%。

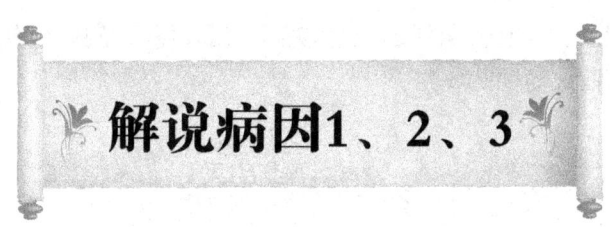

解说病因1、2、3

以尿血、腰痛为主证的肾脏肿瘤及输尿管肿瘤有实证、虚证两类。实证为心火下移小肠，或湿热下注膀胱，外伤气滞血瘀所致；而无痛性血尿则被认为是内虚致病，如肾气不足，不能摄血，或气血双亏，血无所统。肾者水脏，肾气虚则气化不利，水湿不行，瘀积成毒，久而成块，乃至肾癌。其病机可总结为：

1. 脾肾阳虚

脾肾虚寒，阴阳不相守，营血虚散，不循经道，脾虚不运，湿浊内生，痰湿壅塞下焦，久而成块。

2. 肾阴虚弱

素禀肾虚，或年老肾精亏损，阴虚火炎，肾阴虚弱，相炎妄动，肾与膀胱为热熏灼，损伤脉络，血从外溢，发生尿血，血不循道，而成死血坏血。

3. 毒热蕴结

湿热之邪，或从外入或从内生，湿热阻滞经脉，络脉受损，湿热蕴结成块，久结成瘤，瘤侵腰部而发病。

4. 气滞血瘀

外伤、跌仆损伤脉络筋骨，伤及肾脏，血络损伤，血瘀气滞，痰凝互结成瘤。

5. 心火亢盛

烦劳太过，阳气乃张，耗伤心阴，致使心火亢盛，心与小肠相表里，心火移热于小肠,影响下焦,热伤血络而出现尿血,血瘀成块。

6. 寒湿外侵

久住寒湿之地,或劳累汗出之后,感受寒邪,侵入经脉,致使经脉阻滞,气血不畅,滞而成瘤(图23-1)。

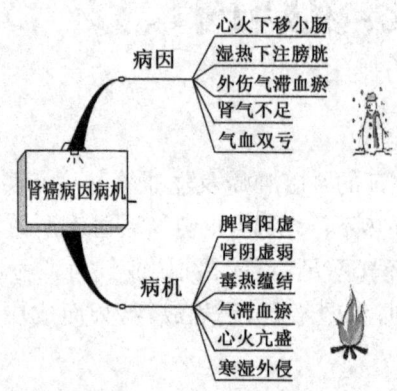

图 23-1　肾癌的病因病机

中医治病,先要辨证

1. 心火亢盛

小便热赤带血鲜红,排尿时或有轻微热灼之感,心烦口渴,口舌生疮,夜寐不宁,腰痛胀,舌尖红,脉洪大而有力。治以清心泻火,凉血止血,方以小蓟饮子、导赤散加减。

2. 肾阴虚弱

小便短赤带血,潮热盗汗,口燥咽干,腰膝酸软,眩晕耳鸣,腰痛,腹部有肿块,舌质红,脉细数。治以养阴清热凉血,方以知柏地黄丸加味。

3. 湿热蕴肾

腰痛,坠胀不适,尿血,低烧,身沉困,饮食不佳,腰腹部有肿块,苔白腻中黄,舌体胖,脉滑数。治以清热利湿,解毒化瘀,方以八正散加减。

4. 瘀血内阻

面色晦暗,血尿频发,腰腹部肿物日见增大,肾区憋胀不适,口干舌燥,舌质紫黯或瘀斑或瘀点,苔薄黄,脉弦或涩或结代。治以活血化瘀,理气散结,方以桃红四物汤加减。

5. 脾肾两虚

腰痛腹胀,尿血或腰腹部肿块,纳差,恶心,呕吐,消瘦,虚弱贫血,舌质淡,苔薄白,脉沉细无力或弱。治以健脾益肾,软坚散结,方以四物汤合右归饮加减。

6. 癌毒走窜,气血两虚

病至晚期,远处转移,疲乏无力,自汗盗汗,面色无华,血尿时作,腰痛腹胀,贫血消瘦,行动气促,有时咳嗽伴有低热,口干而不喜饮,舌质红或深红,黯紫有瘀斑,脉细弱或大而数。治以双补气血,扶正抑癌,方以八珍汤加减。

7. 癌邪被攻,余毒未清

手术、放疗、化疗后,腰膝酸软体弱无力,精神不振,偶有低热或有血尿,面色苍白,纳差,舌质淡红,舌苔薄白或白腻,脉软无力或细数。治以益肾健脾,扶正祛邪,方以四君子汤加减(图23-2)。

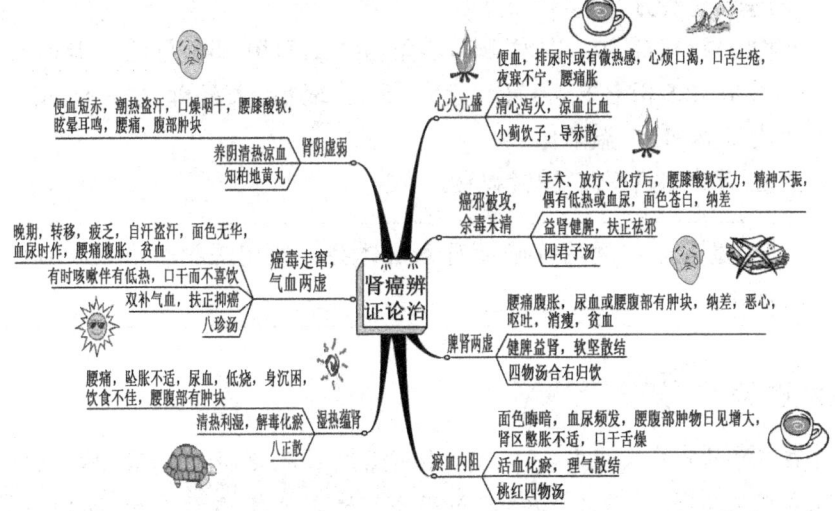

图 23-2 肾癌的辨证论治

肾癌的大医之法

大医之法一：补肾健脾活血化瘀方

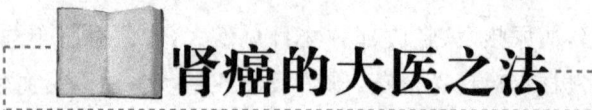

(1) 王晞星验方

药物组成：仙灵脾 30g，仙茅 15g，巴戟天 10g，当归 10g，知母 15g，黄柏 10g，山茱萸 30g，川牛膝 15g，党参 15g，白术 15g，茯苓 10g，生薏苡仁 18g，砂仁 6g(后下)，甘草 6g。

功效：健脾益气生津，活血化瘀降浊。

主治：肾癌脾肾两虚型。

[汪欣文．王晞星教授应用二仙汤治疗肾癌的经验．中国民间疗法，2008，8：6～7]

(2) 李真喜验方

药物组成：黄芪 30g，白术 15g，鹿角霜 20g，鳖甲 15g，菟丝子 15g，女贞子 15g，莪术 12g，田七末 3g(冲)，赤芍 15g，全蝎 8g，大黄 6g，生甘草 3g。

功效：健脾补肾，温阳化寒。

主治：肾癌寒瘀蕴结，脾肾虚衰。

[李真喜．中医治疗晚期肾癌的体会．实用医学杂志，1995，11 (12)：832]

大医有话说

在多年的临床实践中，王晞星教授根据中医理论，再结合肾癌的病位和临床表现认为：肾为水火之脏，主司阴阳。脾肾阳虚，气化失司，水湿停聚，日久化为热毒，耗伤肾之阴精，痰湿瘀毒缠绵不化，邪毒蕴蓄水道，结于腰府,形成肾癌。故肾癌病位在肾,与脾相关。肾虚是发病之根本,脾肾阳虚,肾阴不足,阴阳失调,湿热毒蕴为病机之关键,治疗当调理脾肾,温补肾阳,滋补肾阴,平衡阴阳,抗癌解毒。其中尤以平衡肾中阴阳为治疗的基础。二仙汤平补肾中阴阳,其功在于既温而又不燥,既寒而又不凝滞,既补而又不温热,强肾无燥热之偏,益精无凝滞之嫌,故可作为治疗肾癌的基本方。在此基础上,偏肾阳虚则酌加补肾阳之品,如补骨脂、益智仁、杜仲等;偏肾阴虚则酌加补肾阴之品,如女贞子、旱莲草、枸杞子等;兼有脾虚则酌加健脾、补脾之品,如党参、白术、茯苓等;有痰凝、血瘀、毒结则酌加化痰、活血、清热解毒之品,如瓜蒌、穿山甲、三棱、莪术等。考《本草通玄》谓:"知母苦寒,其味俱厚,沉而下降,为肾经本药。"《本草汇》谓:"巴戟天,为肾经血分之药。"《本草求真》谓:"巴戟天,据书称为补肾要剂,能治五劳七伤,强阴益精,以其体润故耳。然气味辛温,又能祛风除湿,故凡腰膝疼痛,风气脚气水肿等症,服之更益。"《生草药性备要》谓仙茅"补肾,止痛,治白浊,理痰火"。《珍珠囊》谓黄柏"治肾水,膀胱不足,诸痿厥,腰膝无力"。现代药理研究亦证明,二仙汤方中诸药均有调节免疫、抗肿瘤作用。结合现代医学观点,肾癌的生物免疫治疗与中医学燮理阴阳理念也有许多相似之处。温补肾阳和滋补肾阴中药具有良好的免疫促进和免疫调节作用,能提高肿瘤患者的免疫功能,促进和诱导内生性干扰素、白细胞介素等免疫因子的释放,通过辅助正气,平衡癌变机体内环境,增强机体内在的抗癌防御能力,抑制肿瘤细胞的生长与转移。可见二仙汤治疗肾癌具有充分的理论依据,在临床上应用也取得了满意的效果。肿瘤之为病与正气虚弱密切相关,古人认为"壮人无积,虚人则有之"。王晞星教授在多年治疗肿瘤的实践中也主张"因虚致瘤说",即正气虚损是形成肿瘤的基本病机,因此治疗肿瘤补虚是关键。针对肾癌,结合其病位、病症,王晞星教授认为肾虚是其发病的基础,故补肾即治疗肾癌的关键。而二仙汤集寒热补泻于一方,温而不燥,凉而不寒,双调肾之阴阳,加减用于治疗本病最为精当。李真喜认为肾癌属中医石瘕、肠覃、血尿等范畴。它的病因病机复杂,多为寒湿、气滞、血瘀所致,此肾癌方以鹿角霜、菟丝子补肾阳,用女贞子、鳖甲滋肾阴,使"阴阳相济",合黄芪、白术益气健脾,脾旺不受邪,则生化气血有源。肾癌为患,症积既成,寒瘀所致,邪不去则正难安,故田七、莪术、全蝎、赤芍等温阳化瘀之品必不可少。本方妙在少佐大黄、甘草通下解毒,导邪下行,共奏扶正祛邪之效,达到抗癌的目的。